D' François VARAY

Toux de Compression

(Toux Aboyante)

Signe de rétrécissement trachéal ou bronchique

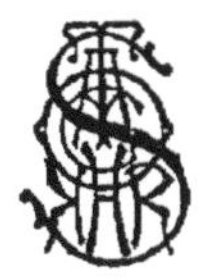

A. STORCK & C⁰, IMPRIMEURS-ÉDITEURS

—⁂ LYON ⁂—

PARIS, 16, rue de Condé, près l'Odéon

1902

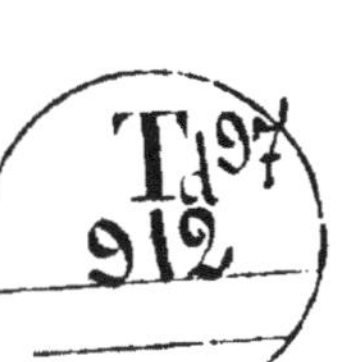

Dʳ F. VARAY

Toux de Compression

(Toux Aboyante)

Signe de rétrécissement trachéal ou bronchique

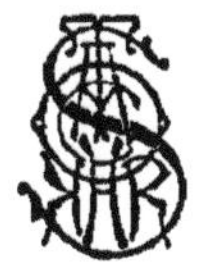

A. STORCK & Cⁱᵉ, IMPRIMEURS-ÉDITEURS
—❧ LYON ❧—
PARIS, 16, rue de Condé, près l'Odéon

1902

A MON ONCLE

FRANÇOIS LITTOZ

Je le remercie de tout ce qu'il a fait pour moi et le prie de croire à ma reconnaissance profonde et sincère.

A MON PRÉSIDENT DE THÈSE

Le Professeur J. TEISSIER

Dont j'ai eu l'honneur d'être l'externe, et le regret de ne pouvoir suivre plus tard les leçons hospitalières.

A MES MAITRES DANS LES HOPITAUX

EXTERNAT

MM. VALLAS, chirurgien de l'Hôtel-Dieu, professeur agrégé.

AUGAGNEUR, chirurgien de l'Antiquaille, professeur à la Faculté.

GANGOLPHE, chirurgien de l'Hôtel-Dieu, professeur agrégé.

TEISSIER, médecin de l'Hôtel-Dieu, professeur à la Faculté.

INTERNAT

MM. PIC, médecin des hôpitaux, professeur agrégé à la Faculté.

A la mémoire du Professeur OLLIER

ALBERTIN, chirurgien des hôpitaux.
CHAPPET, médecin de l'Hôtel-Dieu.
RABOT, médecin de la Charité.
GAREL, médecin des hôpitaux.
LECLERC, médecin des hôpitaux.

Je les remercie de tout ce qu'ils me laissent emporter d'eux : leurs exemples, leurs leçons, leurs conseils ont fait toute mon éducation : le souvenir de mes heures d'hôpital me sera cher, et, plus d'une fois, mon guide bienvenu des passages difficiles.

INTRODUCTION

Depuis plusieurs années, mon maître, M. le docteur Garel avait été frappé du timbre particulier que présentait la toux de certains malades soumis à son examen. Ce n'était ni la toux sèche, pénible et fréquente de la laryngite chronique, ni la toux rauque très fréquente, forte et bruyante, appelée à tort croupale, de la laryngite striduleuse : pas plus, la toux éteinte qui s'entend moins qu'elle ne se voie, du croup. C'était encore moins la toux déchirante du rhume vulgaire, ou profonde, grasse, de la tuberculose pulmonaire ; ce n'était pas le timbre avorté, le hem de la pharyngite granuleuse, ou l'accent aigre, aigu, ou monotone des hystériques. C'était chez des jeunes gens qui achevaient à grands frais une enfance tarée et maladive, ou chez des adultes qui passaient dans l'âge mûr, l'âge des grosses affections, une toux beaucoup plus retentissante, beaucoup plus creuse ; au bruit principal expiratoire, dont l'état organique ou fonctionnel des lèvres glottiques fournit la modalité, bruit qui constitue l'élément de toute secousse de toux, se surajoutait un bruit à tonalité bruyante et profonde. En général, cette toux aboyante, par son timbre caverneux effrayait le malade et surtout son entourage. L'examen clinique n'en révélait pas la cause ; car à l'oreille comme au doigt, le poumon lui-même n'expliquait pas pareille manifestation. On songeait alors à la gorge ; et, ou l'examen laryngoscopique était négatif, le cas restait inexplicable ; ou bien il révélait une paralysie récurrentielle complète ou incomplète, unie ou bilaterale, une déviation, un rétrécissement de la trachée..., le diagnostic était orienté. Souvent par une étude plus attentive du médiastin était découverte une tumeur ou une poche (cancer, goitre, adénopathie, anévrysme de l'aorte...) C'est de cette dernière coïncidence, toux aboyante et tumeur du médiastin que naquit, dans l'idée de M. Garel, la première hypothèse de la toux de compression. Parmi les nombreux clients soumis à son contrôle, seuls, ceux qui portaient une tumeur en rapport probable avec l'arbre bronchique présentaient cette toux aboyante si particulière. L'examen clinique, l'éclairage radioscopique ou l'image radiographique affirmait la présence de la tumeur.

Il ne restait qu'à supposer que celle-ci comprimait l'arbre bronchique et donnait à la toux son timbre particulier. C'est alors que M. Garel répéta à ses élèves cette explication de la toux aboyante, en faisant tousser devant eux ces malades qui venaient montrer leur gorge ou chercher la confirmation d'une lésion laryngée absente ou d'une névropathie trop organique. Le hasard se chargea de vérifier cette juste hypothèse : un malade de l'Antiquaille, porteur d'une volumi-

neuse poche aortique « toussant comme un chien »,
meurt et sa bronche gauche est fortement rétrécie ;
un autre, atteint d'un volumineux anévrysme meurt
dans une hémoptysie foudroyante, qui ne pouvait être
qu'une rupture du sac dans l'arbre bronchique.

Après avoir entendu nous-mêmes de superbes toux
aboyantes, nous avons cherché à contrôler l'hypothèse de compression bronchique. Toujours ou
presque toujours, l'examen immédiat du malade ou
l'évolution de la maladie nous ont fourni la clef du
problème ; plusieurs vérifications nécroptiques nous
ont donné des preuves irréfutables.

C'est alors que M. Garel publia sa note à la *Société
médicale des Hôpitaux*, où il exprimait tout à la fois
la description et la constance du phénomène clinique, sa valeur anatomique et son utilité séméiologique. Durant tout le semestre d'internat que nous
avons passé à la clinique laryngologique de l'Hôtel-
Dieu, nous avons assisté et contribué à la vérification de l'équation posée depuis longtemps : *toux
aboyante = compression de l'arbre aérien*. Ce présent travail n'est que le développement des idées de
M. Garel à ce sujet, et l'ensemble des preuves anatomiques ou cliniques qui doivent faire classer ce
symptôme comme un des meilleurs, des plus simples
et des plus utiles dans la série nombreuse et disparate
des manifestations cliniques des tumeurs du médiastin.

Il serait peut-être logique de rapporter d'abord les
observations de nos malades et de montrer comment
le même phénomène, surpris chez des sujets por-

teurs d'affections de nature et d'évolution différentes, correspond à un même état des voies respiratoires. Autrement dit, des malades n'ayant entre eux aucune analogie que celle de tousser en aboyant, n'ont également qu'une seule et même affection, compression de leur arbre trachéo-bronchique, quelle que soit la cause de cette dernière, quelles que soient la nature et la gravité de la maladie causale.

Nous avons cru plus clair de décrire, autant que faire se peut, le phénomène clinique, puis de rapporter l'histoire des malades, preuves de son existence et de sa valeur. Ceci nous permettra mieux de le différencier des autres symptômes avec lesquels on pourrait dès l'abord le confondre ; il nous sera plus facile également de tirer toutes conséquences de l'étude de ce signe, qui a pour nous la valeur, dans la symptomatologie des tumeurs du médiastin, qu'a, par exemple, la dysphagie prolongée dans l'étude de la syphilis.

Aussi avons-nous divisé de la sorte notre présent travail :

I. Étude clinique de la toux de compression.

II. Recherches bibliographiques.

III. Observations.

IV. Considérations étiologiques et pathogéniques.

V. Valeur séméiologique.

CHAPITRE PREMIER

Etude clinique de la toux de compression

La toux, d'une façon générale, fournit peu à la séméiologie clinique ; c'est un phénomène de « nécessité » si fréquent, parconséquent . banal, qu'elle n'est rapportée dans l'histoire des malades qn'accessoirement ou imparfaitement ; aussi est-elle presque passée sous silence dans beaucoup de précis de diagnostic médical. Son auscultation seule a été tirée de l'oubli et encore celle-ci n'a qu'une valeur de contrôle, quand la percussion ou l'auscultation de la respiration ont posé le diagnostic. Exceptionnellement l'audition pure de quelques toux spéciales a été mise en ligne de compte (toux coqueluchiale, toux coqueluchoïde, toux croupale...). C'est dire assez que pour apprécier la valeur de ce signe clinique, il faut l'envisager sous ses deux expressions : *audition* et *auscultation*.

La toux que nous voulons décrire est une toux qui s'entend plus qu'elle ne s'ausculte; c'est un signe fonctionnel plus qu'un signe physique; aussi, dans tout ce qui va suivre, envisagerons-nous surtout la toux, telle qu'elle s'entend à distance du tousseur, pour ne traiter de son auscultation que dans un paragraphe spécial, bien moins important à notre avis.

1° **Toux proprement dite**.

Malheureusement, nous ne pouvons rendre que par des épithètes les caractères pathognomoniques de la toux de compression ; il faut et il suffit de l'entendre une seule fois quand elle est nette, pour la trouver toujours et partout où elle existe, même à l'état d'ébauche. C'est un phénomène auditif très net, mais purement auditif, et l'on éprouve la même difficulté à faire imaginer à un sens acoustique la perception d'un bruit particulier qu'à mettre dans des centres tactiles mal éduqués la nature exacte de la vraie fluctuation. C'est cette difficulté qu'avait tournée M. Garel dans sa présentation à la Société médicale des Hôpitaux, en groupant sur un rouleau de phonographe l'inscription de toux recueillies auparavant. Mais cette sorte de graphique n'est pas encore entré dans la pratique et dans la mode pour que nous puissions le reproduire. Aussi, faute d'exemples précis et actuels, conseillons-nous à ceux que ce signe peut intéresser, de chercher à le découvrir une première fois sur un malade porteur d'un rétrécissement bronchique ou trachéal, affirmé ou supposé, quitte à vérifier plus tard l'exactitude de la lésion anatomique.

CARACTÈRES. — Pour faire comprendre la toux de compression, nous ne voudrions pas la décomposer comme on décompose en études physiques un son, qui a une intensité, une hauteur, un timbre ; car si pareils termes ont leur importance en sciences qui se disent précises, ils ne peuvent apporter qu'une précision illusoire dans l'appréciation d'un phénomène clinique dont les données physiologiques et physiques sont un problème mal résolu, mal posé. Nous devons user cependant de pareils moyens.

La toux de compression est une toux *intense, forte* ; elle s'entend de loin. Plusieurs fois notre maître nous a rapporté des cas, où le diagnostic était fait avant l'examen du malade, qu'il avait entendu tousser à travers la cloison, dans son salon d'attente. Comme nous le verrons plus loin, il faut à cette toux une inspiration abondante, une expiration brusque et puissante, autant dire un thorax encore solide et un poumon relativement sain.

C'est pourquoi cette toux n'est parfois point perçue dans les secousses volontaires, chez les malades qui « *toussent à fendre l'âme* » chez eux, et qui ne savent plus que *tousailler*, quand et parce qu'on le leur demande. C'est pourquoi cette toux disparaît à la période ultime d'un m. de cancéreux, par exemple, quand l'effort nécessaire d'inspiration et la brusquerie de l'expiration ne sont plus possibles.

En même temps que forte, cette toux est *profonde et grave* ; « elle vient de loin » disent les malades, conséquence encore de la puissance du courant d'air et de la distance du rétrécissement de l'arbre aérien.

Elle diffère bien de ces toux explosives, fortes, bruyantes, mais aiguës et stridentes, qui sont ordinairement laryngées, nerveuses, dues à des spasmes glottiques. Qu'on nous pardonne les comparaisons triviales : il y a entre la toux ordinaire et la toux de compression, en gravité, la différence qu'il y a entre les bruits produits en soufflant, à la mode du joueur de flûte, à travers le goulot d'une petite bouteille de verre, ou d'une grosse cruche de grès. Ces deux caractères, forte et profonde font que notre toux est sonore, avec quelque chose de caverneux.

Son timbre surtout finit de l'individualiser ; elle est *retentissante ;* au bruit explosif de la secousse simple se surajoutent, en effet, des bruits accessoires intenses et graves aussi, de tonalité oscillante, mal soutenue. Il y a du renforcé et du vibrant dans ce bruit spécial, quelque chose d'analogue à la tonalité que prend le souffle bronchique normal quand il devient le souffle tubo-creux, ou la respiration pulmonaire ordinaire quand elle devient amphorique ou caverneuse. Il y a comme des échos graves, non gutturaux, mais thoraciques. Nous pouvons ainsi résumer les caractères pathognomoniques de la toux de compression : *forte, bruyante, profonde, à timbre caverneux, à retentissement sonore.*

Ces caractères sont constants : chaque fois qu'un sujet porteur d'une compression broncho-trachéale toussera, il toussera comme un chien ; ceci ne veut point dire qu'il devra forcément tousser, que sa sténose est cause de toux. On a décrit (Knoght, Nothnagel) des territoires périphériques tussigènes, et, en particulier dans l'arbre aérien (commissure interaryténoïdienne, bifurcation trachéale) ; quand la cause de la compression n'a pas porté son action sur ces lieux privilégiés, pas de toux, pas de toux de compression. Demandez alors au malade de tousser volontairement et sa toux est aboyante. Tant dure la compression, tant dure le timbre retentissant de la toux, et s'il n'y a pas de raison de tousser, c'est dans la toux provoquée qu'il faudra chercher le timbre particulier.

Mais vienne le malade à s'enrhumer, il tousse en aboyant. Peu importe alors la cause de la toux ; que ce soit l'amygdalite ou le « rhume de cerveau » qui tombent sur la poitrine, que ce soit le vieux catarrhe qui s'aiguise ou se complique, que la toux soit fréquente ou rare, elle est aboyante ; elle ne peut plus être autre, tant que dure le rétrécissement bronchique. C'est pourquoi l'on ne peut compter sur cette sorte de renseignements pour fixer la physionomie de la toux de compression.

ALLURE ET RYTHME. — Elle a, en effet, des *caractères*, non une *allure* ; la *fréquence*, le *rythme*, les *associations*, si importantes pour d'autres variétés ne sont plus ici d'aucun secours, car ils sont essentiellement variables. Ce qui spécifie cette toux, c'est la tonalité bruyante et profonde que prend la secousse, qui reste, en dehors de ça, elle-même, personnelle au genre de maladie qui la crée.

Ainsi un enfant (toux coqueluchoïde et toux de compression sont de beaucoup l'association la plus

fréquente, probablement par ce que les ganglions
compriment à la fois la bronche et le (récurrent),
att... d'adénopathie trachéo-bronchique, peut avoir
à la fois de la toux coqueluchoïde et de la toux de
compression ; il aura alors des secousses sans vraie
reprise (toux coqueluchoïde) et chaque première
secousse, au lieu d'être simplement sèche, éclatante,
convulsive, sera bruyante, plus profonde, retentissante (toux de compression). Si c'est l'état de l'arbre
aérien (larynx compris) qui crée les caractères de la
toux (et nous soutenons que chaque fois qu'il est
rétréci, il crée la toux dite de compression), c'est la
maladie causale par son action directe sur l'appareil
respiratoire ou par ses effets indirects sur les organes
voisins ou sympathiques, qui crée l'allure de la toux.
Par exemple, la bacillose, suivant qu'elle frappe le
larynx, les bronches ou le poumon, la plèvre, les
ganglions, donne de la toux petite, éteinte, pénible,
répétée dans la phtisie laryngée ; fréquente, quinteuse dans le début de la tuberculose pulmonaire ;
grasse, abondante, pleine, caverneuse dans la période
hectique ; de la toux sèche, superficielle, irritative
dans la pleurésie ; de la toux coqueluchoïde dans
l'adénopathie trachéo-bronchique. Le point de départ
du réflexe, l'intégrité ou les perturbations des voies
nerveuses conductrices sont certainement des agents
de ces variétés signalées ; on voit donc que la toux
de compression ne peut avoir un rythme spécial. Si
l'on ajoute encore les lésions concomittantes de
l'arbre aérien (intégrité du larynx ou lésions, para-
lysies des cordes, sécheresse ou sécrétion des

muqueuses trachéale et bronchique, intégrité ou perturbations du ventilateur pulmonaire par hépatisation, épanchement, etc.), qui peuvent modifier la
fréquence, les modalités, en un mot la cause produc-
trice, on peut se rendre compte que chaque toux de
compression a une fréquence, un rythme, des associations spéciales à la maladie causale. Elle n'est
toux de compression, que parce qu'il existe en plus
du rétrécissement bronchique. La maladie fait tousser,
la sténose fait l'aboiement ; la toux de compression a
donc des caractères, mais pas une allure.

Heureusement ses caractères suffisent à l'individualiser. Elle est assez frappante pour ne pas s'ou-
blier quand elle a été une fois entendue ; elle se
retient. Et point n'est besoin pour pareil effort d'une
oreille expérimentée ; plusieurs fois nous avons vu
l'infirmier de la consultation de l'Hôtel-Dieu nous
signaler à notre arrivée, comme passibles d'un
examen complet, les malades qu'il avait entendu
tousser dans la salle d'attente. Plusieurs fois, après
avoir examiné longtemps quelques-uns de nos
malades, vérifié par l'examen clinique, puis l'éclairage radioscopique, la présence de la tumeur du
médiastin que nous supposions, nous les avons,
presque assurés par conséquent du diagnostic, pré-
sentés, comme tousseurs ou autres, à notre maître
qui affirmait, à l'audition, la toux, de compression et
revenait ensuite en vérifier la cause au laryngoscope
ou à l'écran.

Pour essayer de faire mieux comprendre et imaginer ce signe, peut-être difficile à retrouver dans

une description, nous avons cherché des bruits comparables, imitatifs. Le meilleur, ou plutôt le moins mauvais, que nous ayons trouvé, consiste en une secousse de toux volontaire, forte, la bouche ouverte, les dents serrées, les lèvres déviées en une moue inférieure et latérale ; cette imitation donne quelque idée de la tonalité sonore et bruyante, du timbre caverneux et retentissant.

Il est possible d'ailleurs de l'imiter encore mieux. On peut en effet grossièrement la reproduire sur soi-même et ce stratagème, comme nous le verrons plus loin, éclaire nettement son mécanisme. Il suffit, avec un ou deux doigts, de comprimer sa trachée, assez fortement, immédiatement derrière la fourchette sternale et d'émettre une secousse, forte et profonde, de toux volontaire. Le timbre particulier de la toux de compression apparaît alors assez clairement, et l'on pourrait l'affirmer plus nettement, n'étaient la légère douleur que provoque la pression et la sensation fort désagréable qui en résulte pendant quelques minutes. Néanmoins, cette ébauche, tout artificielle, du phénomène que nous décrivons, peut donner quelque idée de ses qualités, précises et nettes chez un malade porteur d'une compression trachéale ou bronchique.

2° **Auscultation de la toux de compression**.

Nous traiterons peu longuement l'auscultation de la toux de compression ; elle est pour nous beaucoup moins importante que l'audition. C'est d'abord un signe physique, par conséquent un signe qu'il faut chercher. Il faut pour en saisir les nuances une oreille éduquée, possédant en elle les timbres des autres toux pulmonaires. Souvent cette auscultation est sans résultat ; car si le rétrécissement n'est pas serré et ne siège pas au niveau des grosses bronches, la toux n'apprend rien de plus, à l'auscultation, que la respiration ou la voix. Si en mettant son oreille sur la poitrine d'un malade, on perçoit la toux à éclat métallique et strident au niveau de la région inter-scapulo-vertébrale, on aura toujours perçu auparavant le souffle bronchique ou tubo-creux de la respiration et trouvé d'autres signes évidents de la compression bronchique et de sa cause (tumeurs du médiastin, ou rétrécissements proprement dits). A ausculter la toux, on ne gagne qu'un signe de contrôle. C'est presque dire que la toux de compression n'a pas d'auscultation.

Seulement quand les conditions suivantes : rétrécissement assez accentué des grosses bronches, induration des parois, absence de lésions pulmonaires contraires (hépatisation, cavernes, [épanchement, etc.), sont remplies, on perçoit à l'auscultation de la région interscapulo-vertébrale des signes spéciaux. C'est une modification comparable à celles que subissent la respiration et la voix : la voix donne une bronchophonie spéciale, la respiration donne une « gros ronchus bruyant, sonore, s'entendant à distance, différant par son timbre et son intensité des râles ronflants et sibilants, remarquable par sa persistance. Le gros stertor ronflant est le résultat de la compression de la trachée, tandis que le râle humide trachéal dépend de la compression du pneumogastrique. Dans le premier cas le bruit sec est évidemment produit par la diminution de calibre du tube aérien. Le fait est identique avec celui que l'on observe chez un adulte dont le cou est tuméfié par un engorgement général ou partiel de la glande thyroïde. »

La toux est alors entendue à l'auscultation, avec un timbre métallique, strident ; elle est transmise de façon parfaite, comme renforcée et répercutée par une paroi blindée. Elle éclate, retentit sur place, sans prendre le vrai timbre caverneux.

C'est la toux telle qu'elle est signalée par tous les auteurs qui ont observé des rétrécissements bronchiques. Elle est un peu perdue dans les descriptions des signes fonctionnels, ordinairement assez dramatiques et des signes physiques plus précis ; cornage, tirage, affaiblissement du murmure, etc. C'est ce retentissement de la toux que Guéneau de Mussy a désigné sous le nom d'*écho de la toux.* Il y a entre la toux de compression et la toux en écho la même relation qui existe entre le cornage et le ronflement trachéal ou bronchique, l'un est l'auscultation de l'autre.

Ce terme : écho de la toux, et nous dirions presque *écho métallique de la toux,* nous paraît le mieux rendre l'impression que donne la toux au niveau du rétrécissement bronchique (dans le reste du poumon cette auscultation n'a plus de caractères spéciaux ; elle est la résultante de l'état broncho-pulmonaire).

Au point de vue auscultation de la toux, nous pouvons donc diviser nos malades en plusieurs catégories :

1° La toux de compression existe ; la toux auscultée ne fournit aucun renseignement ;

2° La toux de compression existe ; l'écho de la toux se perçoit dans la région interscapulo vertébrale ;

3° L'écho de la toux existe ; la toux de compression peut ne plus exister ; elle a disparu, n'étant plus assez forte pour avoir ses caractères spéciaux.

En résumé, la toux de compression est une toux qu'il faut entendre et non pas ausculter ; ce dernier procédé peut n'apporter qu'un contrôle complémentaire à l'affirmation du rétrécissement bronchique, s'il siège dans la trachée ou une des grosses bronches. Dans ce dernier cas, l'auscultation peut indiquer de quel côté siège la sténose ; mais encore faut-il que cette lésion porte sur l'une des premières divisions de l'arbre aérien. Nous y reviendrons au diagnostic.

CHAPITRE II

Recherches Bibliographiques

A lire ce que nous venons d'écrire, on pourrait être étonné que pareil signe, si typique, ait pu passer inaperçu ; nous n'avons point la prétention cependant d'avoir fait une découverte. Nous sommes persuadés au contraire que la toux de compression, exprimée probablement sous d'autres noms, a été étudiée, sinon remarquée, par de nombreux médecins ; mais on ne lui avait attribué ni sa vraie signification, ni sa réelle valeur. Préciser ces deux qualités sont les seuls titres à la paternité de ce signe qu'invoque M. Garel, en nous faisant reprendre cette étude.

Nous désignons ce signe sous le nom de *toux de compression* pour deux motifs : 1° cette appellation implique sa nature et sa pathogénie ; car, comme nous le verrons plus loin, elle est pathognomonique de la compression trachéo-bronchique ; 2° elle supprime toute équivoque et distingue définitivement cette toux spéciale de toutes les autres, avec lesquelles elle peut être confondue. Les expressions : toux aboyante, ou toux de chien, employées dans le début par M. Garel, rendraient à la rigueur le même service, mais survient l'écueil à éviter : l'adjectif sans importance (pour celui qui le lit, si ce n'est pour celui qui l'emploie) comme (toux) férine, rauque, sonore, vibrante, caverneuse, aboyante, qui ne qualifie qu'une chose vague, qui est placé dans une observation comme terme inoffensif et indifférent. Nous croyons suffisamment justifier ainsi la nouvelle appellation que nous proposons.

Si le terme est nouveau, le phénomène ne peut pas l'être, mais nous n'avons trouvé dans la littérature médicale aucun renseignement à son sujet. Pour le dire de suite, nous croyons qu'il doit correspondre à ce que les auteurs désignent dans leurs observations sous le nom de toux aboyante ou de toux férine ; encore doit-il y avoir, sous cette étiquette qualificative, beaucoup de toux qui ne sont que de simples toux rauques.

Nous avons parcouru de nombreuses publications (Cf. bibliographie) que nous pouvons énumérer de la façon suivante :

A. — Celles qui traitent de la séméiologie de la toux :

1° Traités classiques ;

2° Dictionnaires, article *Toux* ;

3° Manuels de diagnostic médical.

B. — Celles qui se rapportent aux maladies qui

peuvent entraîner de la sténose trachéale ou bron-chique :

1° Par compression.

Tumeurs du médiastin ;
Adénopathies trachéo-bronchiques ;
Anévrysme de l'aorte ou de ses branches ;
Cancer de l'œsophage ;
Abcès du médiastin, etc...

Tumeurs cervicales :
Goîtres, goîtres plongeants ;
Adénites cervicales ;
Kystes, etc ;...

2° Par lésions des parois :

Syphilis du poumon et des bronches ;
Néoplasme des bronches ;
Rétrécissements (cicatriciels), etc....

Nos recherches ont été peu fructueuses ; nous pouvons en résumer ainsi les résultats :
Dans les publications sur la toux :

1° Il y a une *toux aboyante*, dont le caractère donné comme le plus précis est celui de ressembler à l'aboiement d'un jeune chien. Pas d'explications sur le mécanisme de sa production, sur sa valeur séméiologique, ou les conditions de son apparition. Nous croyons que la toux aboyante n'est autre que la toux de compression ;

2° Il y a une *toux férine* ; nous n'avons pu nous en

faire une idée, chaque auteur donnant à ce mot une signification particulière ;

3° Il y a des *toux sonores*, décrites sous le nom de toux rauque, ou toux nerveuse ; aucune d'elles ne ressemble à la toux de compression ; il manque le retentissement creux et vibrant.

Dans la symptomatologie ou les observations de sténoses trachéo-bronchiques :

1° Ou la toux n'est pas signalée ;

2° Ou elle ne porte qu'un qualificatif inoffensif, sans mention plus explicite ;

3° Ou elle est décrite et étudiée à force d'adjectifs ; cette profusion même témoigne, croyons-nous, des qualités extraordinaires à l'oreille qui l'entendait.

En un mot, c'est une *confusion* générale ; nous rapportons à titre de curiosité, quelques-unes des descriptions qui nous ont paru le plus net.

Dans l'adénopathie trachéo-bronchique, « il y a lieu d'insister particulièrement sur les caractères de la toux, qui peut être rauque, spasmodique, coqueluchoïde.... La raucité de la toux, due à la compression du nerf récurrent est un phénomène assez rare chez l'enfant. Il ne faudrait pas la confondre avec la raucité qui est la conséquence de la laryngite ; elle s'en distingue par son caractère qui est irrégulièrement spasmodique et par la présence même des ganglions bronchiques. D'ailleurs cette raucité de la toux ne se présente guère isolément ; elle est presque toujours jointe à des phénomènes beaucoup plus importants, les quintes et même les accès d'asthme. »

(Cadet de Gassicourt). Du même auteur, dans une observation, la toux est signalée « sèche, quinteuse, férine » ; dans une autre « rauque, bruyante, puis quinteuse ».

« La toux (dans adénopathie) est sèche, quinteuse, fréquente, rauque et s'accompagne parfois de gros ronchus qui s'entendent à distance ; cette toux, qu'on a appelée coqueluchoïde... » (d'Espines et Picot).

Dans l'adénopathie trachéo-bronchique, la toux peut être « quinteuse et fréquente, rauque et sèche, s'accompagnant par moments de gros râles, analogues à ceux de l'agonie ; elle diffère de celle de la coqueluche par l'absence d'inspiration terminale et de vomissements. » Plus loin, à propos des sténoses bronchiques : « s'il a (retrécissement trachéal) une existence indépendante, ce qui est exceptionnel, il se traduit par une toux légèrement rauque. » (Descroizilles).

Dans le retrécissement des bronches, la toux est « sonore, bruyante, quinteuse, habituellement sèche ou suivie d'une expectoration spumeuse. » (Guitrac, in Dictionnaire de médecine et chirurgie pratiques). Le timbre particulier de cette toux semble avoir frappé cet auteur, car il le propose (sans l'expliquer) comme moyen de diagnostic entre le cornage vrai et les autres inspirations bruyantes.

Lereboullet et Ricklin, dans le dictionnaire Dechambre, signalent des toux rauques, aboyantes, sonores, retentissantes : à l'article anévrysme, ils disent : « la toux, dans ces circonstances (anévrysme de crosse ou portion thoracique), est tantôt *férine*, coqueluchoïde, suivant que, selon la remarque de Peter, la compression s'exerce sur le tronc même du pneumogastrique ou sur le laryngé inférieur ».

Dans les rétrécissements des bronches, la toux est « pénible et sèche, quelquefois accompagnée d'une expectoration muqueuse et striée de sang ». (Marfan, in Bouchard et Brissaud).

« Elle revient souvent par crises. Dans ce cas la toux était spasmodique et offrait un timbre particulier qui lui donnait quelque chose d'analogue avec *l'aboiement d'un chien* » (Daga).

Dans une observation de Stokes, la toux est signalée comme particulière et *retentissante;* il existait nettement mentionnée une compression de la bronche gauche.

Observation XVI de thèse de Baréty. — Rhinolaryngo-trachéo-bronchite. Souffle expiratoire tubaire au sommet droit, en arrière. Compression trachéo-bronchique. Antécédents syphilitiques. La toux était fréquente, quinteuse, *férine.*

« La toux présente des caractères variables (dans compression); elle est sonore, *bruyante*, quinteuse, habituellement sèche ou suivie d'une expectoration spumeuse. » (Guerchoux).

Ces auteurs, et je n'ai pris que les principaux, ne semblent avoir vu que la toux rauque, sans d'ailleurs être allés plus avant dans les causes de son existence attribuée au spasme; aussi peut-on leur appliquer ce que dit Baréty des prédécesseurs qu'il cite : « On voit par ces citations que la raucité s'accompagne d'un spasme, que la toux rauque est en même temps spasmodique et quinteuse ». Mais qu'on nous permette l'expression, il y a raucité et raucités ; il y a une toux rauque (toux laryngée spasmodique), vraie, et des toux aboyantes (rauques et retentissantes).

Rilliet et Barthez semblent, seuls, avoir entrevu cette distinction ; dans la relation des modifications dans le timbre et le rythme de la toux, consécutifs à la compression de l'arbre aérien, ils ont écrit : « On l'appelle toux coquelucho ïde... Elle se caractérise par des quintes fréquentes, petites, courtes, qui ne durent guère qu'une minute et ne sont presque jamais accompagnées de sifflement, rarement de vomissements ; elles se reproduisent à intervalles réguliers et cessent souvent pour reparaître ensuite. En ville, nous avons vu chez un enfant de trois ans, la maladie débuter par une toux violente, éclatante, analogue au cri du coq, se répétant par petites quintes assez rapprochées. Chaque quinte était suivie de vomissements très copieux de matières muqueuses filantes. Cette toux était tellement spéciale et si différente par son timbre de celle de la bronchite quinteuse ou de la coqueluche (l'enfant avait déjà d'ailleurs été atteint de cette dernière maladie) que nous n'hésitâmes pas au bout de quelques jours à diagnostiquer une tuberculose ganglionnaire bronchique. L'apparition d'un gros stertor trachéal, qui demeura pendant trois mois, confirma le diagnostic, qui du reste, put être vérifié à l'autopsie. Un autre caractère de la toux dans la circonstance, c'est une *raucité* toute particulière. D'abord fréquente, alternativement sèche ou humide, la toux devient rauque avec un gros ronchus qui s'entend à distance et tient à la compression des bronches plutôt qu'à celle des nerfs. D'autres fois, elle prend un timbre analogue à celui de la toux d'un vieillard atteint de catarrhe, elle est alors pénible, se répète fréquemment et par sa répétition donne lieu à une espèce de quinte. En ce cas elle peut s'accompagner de douleurs assez intenses au niveau de la trachée. Plusieurs de nos malades âgés de quatre à cinq ans, s'en plaignirent également, et chez quelques-uns, elle était assez vive pour leur faire appréhender de tousser. »

Telle est la seule distinction, entre les types de toux, que nous ayons pu trouver ; encore n'est-elle pas tranchée complètement. Aussi mon maître a-t-il pu écrire : « Si l'on parcourt les observations éparses dans la science touchant les adénopathies et les tumeurs du médiastin, on se rend vite compte de la confusion qui règne dans les esprits de tous les auteurs. Depuis la toux coqueluchoïde de Guéneau, de Mussy et de Baréty, jusqu'à la toux férine, rauque, sonore, ce ne sont qu'adjectifs sans nombre qui témoignent d'un défaut total de précision. » Nous ne retenons, pour notre part, de toute la bibliographie que nous avons entreprise, que cette conclusion : la toux que nous décrivons sous le nom de toux de compression, a été signalée, non étudiée, ni justifiée par les auteurs, sous le nom de toux aboyante, ou toux rauque. Sauf Rilliet et Barthez, les auteurs l'ont attribuée à la compression du récurrent ou du pneumogastrique.

INDEX BIBLIOGRAPHIQUE

Arnoux. — Thèse Paris, 1895. Contribution à l'étude de l'adénopathie trachéo-bronchique tuberculeuse.

Aiello. — Société italienne de laryngologie, 1882.

Allard. — Thèse Paris, 1901. Contribution à l'étude des adénopathies thoraciques trachéo-bronchiques et axillaires dans la tuberculose pulmonaire chronique.

Aviragnet. — Thèse Paris, 1892. Tuberculose des enfants.

Audy. — Thèse Paris, 1900. Sur un signe précoce d'adénopathie trachéo-bronchique.

Baltini. — Thèse Montpellier, 1891. Considérations sur le goitre plongeant.

Balser. — *Virchow's Arch.*, 1883.

Baréty. — Thèse Paris, 1874. De l'adénopathie trachéo-bronchique en général.

Barlow. — *Gazette médicale*, 1842. Rétrécissement de la trachée, aplatissement des bronches, distension et hypertrophie du cœur droit.

Barth et Roger. — Précis d'auscultation.

H. Barth. — Traité de Brouardel et Girodé.

Barth. — *In* Dictionnaire de médecine et chirurgie pratiques.

Baudré. — Thèse Paris, 1864. Rétrécissement du calibre de la trachée-artère.

Bérard. — Thèse de Lyon, 1896-1897. Thérapeutique chirurgicale des goitres.

Bertherand. — Thèse Paris, 1899. Diagnostic de tuberculose pulmonaire chez les enfants.

Bonnet. — Goitres suffocants. *Comptes rendus Académie sciences*, 1869.

Bouchut. — Maladies des enfants.

Bertrand. — Thèse Lyon, 1896. Formes aiguës et latentes du cancer thyroïdien.

Broca. — Traité de chirurgie.

Cadet de Gassicourt. — Maladies des enfants.

Carrel. — Thèse de Lyon, 1900. Le goitre cancéreux.

Caillard. — Thèse Paris, 1892. De la mort subite dans les lésions laryngées et trachéo-bronchiques.

Charnal. — Thèse Paris, 1859. Rétrécissements cicatriciels de la trachée.

Chaput. — *Annales de laryngologie*, 1890.

Cognes. — Thèse Paris, 1866. Étude du cornage chez l'homme.

Constant. — *Gazette médicale de Paris*, 1871.

Constantinowitch. — Thèse Paris, 1899. Essai sur la tuberculose de la première enfance.

Demme. — Trachéosténose par compression, *Wursburg med. Zeitsch*, 1861.

Delthil. — Thèse de Paris, 1897. Adénopathie trachéo-bronchique et méningite.

Devic et de Teyssier. — *Province médic.*, 1901. Anévrysme de la crosse aortique ouvert dans le poumon gauche.

Descroizilles. — Maladies de l'enfance.

D'Espines et Picot. — Manuel pratique des maladies des enfants

Dieulafoy. — Manuel de pathologie interne. Cliniques de l'Hôtel-Dieu.

Duret. — *Archiv. génér. de méd.*, 1876. Les rétrécissements du larynx et de la trachée.

Eichhorst. — Pathologie interne.

Empis. — *Union médicale*, 1862 : Cornage broncho-trachéal.

Fernet. — Société médicale des hôpitaux de Paris, 1899.

Fonssagrives. — Mémoire de la Société médicale des hôpitaux de Paris, 1860.

Forget. — Thèse Bordeaux, 1890. Syphilose pulmonaire compliquée d'adénopathie trachéo-bronchique.

Garel. — Société médicale des hôpitaux de Lyon, 1902.

Gaubrie. — *Bull. Soc. anat.*, 1846. Dégénérescence encéphaloïde du corps thyroïde.

Geffrier. — *Rev. des maladies de l'enfance*, 1892. Adénopathie trachéo-bronchique chez les nouveaux-nés

Gextrac. — Dictionnaire de médecine et de chirurgie pratiques.

Gougenheim. — *Ann. des maladies d'oreille et larynx*, 1885. Rétrécissement de la trachée et de la bronche droite de cause syphilitique.

GRANCHER. — Adénopathies trachéo-bronchiques. Leçons. Paris, 1887. *Rev. des maladies de l'enfance*, 1887.

GRANDMAISON. — Manuel de Debove et Achard,

GUÉRIN. — *Gaz. médicale*, 1844. Rétrécissement de la trachée.

GUINIÉ. — Thèse Lyon, 1900. Forme médicale du cancer thyroïdien.

GUIRAUD. — Séméiotique des adénopathies trachéo-bronchiques. *Gaz. hebdomad.*, 1880.

HAUX. — Compte-rendus Acad. sciences, 1855.

HEIDENREICH. — Traitement du goitre rétro-sternal, *Sem. médic.*, 1896.

HÉNOCH. — Maladies des enfants.

HÉRARD. — Thèse de Paris, 1897. Formes septiques du cancer de l'estomac.

HOFFMANN. — Thèse Paris, 1852. Sur quelques effets peu connus de l'engorgement des ganglions bronchiques.

JACCOUD. — Pathologie interne.

JOAL. — *Arch. méd.*, 1891. De l'asthme ganglionnaire.

JOLLIVET. — Thèse Paris, 1868. (In Guitrac).

JOLY. — Thèse Paris, 1896. Accidents laryngés et particulièrement de la sténose glottique dans l'adénopathie trachéo-bronchique.

KAHN. — *Bullet. soc. anat.*, Paris, 1893. Anévrysme comprimant la bronche gauche.

KING. — *Arch. médecine*, 1838. Compression et aplatissement de la bronche gauche par dilatation de l'oreillette gauche.

LASÈGUE. — *Arch. génér. de méd.*, 1854. Toux hystérique.

LEREBOULLET et RIKLIN. — Dictionnaire Dechambre.

LEREBOULLET. — *Union médic.*, 1874. Adénopathie trachéo-br. considérée comme l'un des signes de début de la tuberculose pulmonaire.

LEY. — *Gazette médic.*, Paris, 1834. Inspiration rauque des enfants et de ses rapports avec un état morbide des ganglions thoraciques et cervicaux.

MALARD. — Thèse Paris, 1879. Des goitres plongeants.

MARFAN. — Traité de Bouchard et Brissaud, *Gaz. Hôp.*, 1892. Syphilis du poumon.

MARY. — Thèse Paris, 1865. Rétrécis. des voies aériennes.

MAYET. — Diagnostic médical et séméiologie.

MÉRICOURT (LE ROY DE). — *Union médicale*, 1860.

MAURIAC. — *Arch. génér. méd.*, 1888. Rétrécis. cicatriciels dans syphilis de la trachée et des bronches.

Nicolas. — *Gaz. hebd.*, 1900. Tumeurs épithéliales primitives des bronches.

Ollivier. — Maladies des enfants.

Œttinger. — Traité de Bouchard (article Anévrysme).

Orcel. — Thèse Lyon, 1889. Cancer du corps thyroïde.

Ordonneau. — Thèse Paris, 1875. Rupture des anévrysmes de aorte dans trachée et bronches.

Ovize. — *Loire médicale*, 1900. Rétrécissement de la trachée. Traitement spécifique. Guérison.

Pascal. — Thèse Paris, 1892. Contribution à l'étude de la tuberculose du premier âge; polyadénite primitive.

Parrain. — Thèse de Bordeaux, 1895. Gommes syphilitiques de la trachée.

Patin. — Thèse Paris, 1895. Liseré grugival comme signe de début de la tuberculose pulmonaire.

Poncet. — In thèse de Delmas, Lyon 1891.

Potain. — *Gaz. Hôp.*, 1881. Goitre suffocant.

Plesse (de la). — Thèse Paris, 1896. Étude sur quelques cas d'adénopathie trachéo-bronchique hérédo-syphilitique.

Raymond. — *Gaz. hopit.*, 1890. Syphilis du poumon.

Renaut et Mollard. — Traité de thérapeutique appliquée.

Rey. — Soc. anat., 1870. Compression de la trachée par les goitres.

Rilliet et Barthez. — Traité des maladies des enfants.

Sée (G.). — Maladies simples du poumon, 1886.

Seitz. — *Archiv. f. klinik chir.*, Berlin, 1883.

Senestre. — *Et. cliniques infantiles*, 1889.

Spittal. — *Arch. méd.*, 1842. Anévrysme de l'aorte avec compression de la bronche gauche.

Steiner. — Maladies des enfants.

Springer. — Traité de thérapeutique appliquée.

Teissier et Laveran. — Pathologie médicale.

Tostivint. — Thèse Paris, 1888. Contribution à l'étude de l'hystérie pulmonaire.

Tuillière. — Thèse Paris, 1887. De la mort subite dans l'adénopathie trachéo-bronchique.

Tournier et Kœppelin. — Soc. sc. méd. de Lyon, 1901.

Thelliez. — Thèse Paris, 1862. Compression de trachée par les tumeurs de la glande thyroïde.

Tuja. — *Gazette des hôpitaux*, 1891.

Verdié. — Thèse Paris, 1881. Anévrysmes syphilitiques de l'aorte.

Volker. — Stenose des kahlkopfes nach Tracheotonie. *Deutsche zeil fur chir.*, Leipzig, 1878.

Wagner. — Soc. allem. de chir., 1891. Goîtres calcifiés rétro-sternaux.

West (Cu.). — Maladies des enfants.

Widerhofer. — Analysé dans *Revue des maladies de l'enfance*, 1886.

Worms. — *Gaz. hopit.*, 1879. Une observation de rétrécissement des bronches.

CHAPITRE II

Observations.

Parmi les observations qui servent de base à notre étude, toutes n'ont pas la même valeur ; toutes d'ailleurs n'ont pas été cueillies avec le même soin. Les unes ont été prises à l'hôpital, où le temps, les ressources scientifiques, la patience, parfois imposée du malade nous ont permis un examen complet ; les autres ont été schématisées par M. Garel dans son cabinet, où forcément l'étude du malade au point de vue général, la soumission aux rigueurs de l'épreuve radioscopique ou de l'examen clinique complet n'ont pas toujours été obtenus ; celles-ci n'offrent donc qu'une affirmation approximative, mais suffisante. Nous avons rapporté toutes ces observations, les unes complètes, les autres schématiques, afin de donner une idée de la fréquence du phénomène que nous décrivons et de pouvoir plus loin montrer la place qu'il a tenu dans l'histoire des malades et la valeur qu'il a prise dans chaque cas, pour l'exposition du diagnostic. Pour plus de clarté, nous avons par-

tagé nos documents en séries de valeur différente ;
aussi, seules les observations avec autopsie, fonda-
mentales, ont été rapportées dans leurs menus
détails ; ce sont les seules que nous invoquions
réellement comme preuve de la réalité de la toux de
compression.

SÉRIE A

Observations suivies d'autopsie.

OBSERVATION I (Inédite)

R... Auguste, soixante-neuf ans, peintre en bâtiments ;
entré à l'Hôtel-Dieu, salle St-Maurice, en nov. 1900. Père
mort subitement à soixante-cinq ans, mère morte à quarante-cinq ans, bacillaire. Cinq frères ou sœurs en bonne
santé. Marié à vingt-deux ans, a eu trois enfants : un vivant,
le cadet mort en bas âge, le second poitrinaire à trente ans.
Femme en bonne santé, a eu deux fausses-couches, après
ses trois premières grossesses. Pas d'alcoolisme. Pas de
syphilis avouée. Métier pénible, porte de lourdes charges
sur l'épaule gauche. Il y a neuf mois, douleur irradiée dans
l'épaule et le bras gauche, douleur en broche, du sternum
à la colonne, dans la partie supérieure du thorax. Doit
cesser son métier. Puis, accès de spasme laryngé (chatouil-
lement au niveau du larynx, crise de suffocation se terminant habituellement par des quintes de toux). Dysphagie
pour les solides. Pas d'hématémèse, ni d'hémoplysie.

A l'entrée, douleur névralgique dans le bras gauche.
Dyspnée d'effort et dyspnée paroxystique assez fréquente,
sans cause appréciable. *Toux rauque, férine et aboyante*

(toux de compression), très fréquente. Voix bitonale. Voussure de la partie antérieure du thorax à gauche (sternum dévié à gauche et en avant). Battement systolique de la paroi thoracique ; gonflement du golfe jugulaire à gauche. Pas de thrill, pas d'expansion. Matité en avant dans tout le sommet gauche et région précordiale, en arrière dans les deux tiers supérieurs du poumon gauche. Bruits cardiaques très forts, perceptibles en avant et en arrière ; pas de double battement ; pas de souffle ; pouls radial plus faible à gauche. Aux poumons, souffle intense tubo-creux, de compression bronchique, au niveau de l'omoplate ; en ce point, la toux s'entend fortement, avec un *timbre de chaudron fêlé* ; pas de signes géodiques.

Larynx. — Paralysie complète de la corde gauche (corde arquée en position cadavérique). Légère parésie des abducteurs droits. A gauche, on voit au-dessous de la corde la trachée déviée à droite. Pas de battements de la trachée ; pas de pouls laryngien.

Rétrécissement léger de la pupille à gauche.

Examen radioscopique. — En avant et en arrière, grosse masse grisâtre, occupant toute la partie supérieure du poumon gauche ; l'ombre est de teinte uniforme, grisâtre. Gros cœur.

Affaiblissement progressif ; cachexie ; cyanose. Mort le 1er décembre 1900.

Autopsie. — Anévrysme de l'aorte, de la grosseur d'une tête d'enfant à terme. *Rétrécissement de la bronche gauche.* Aplatissement rubannaire et irréductible de l'œsophage. Grosse masse néoplasique allongée siégeant en arrière du poumon gauche et ayant rongé les corps vertébraux de la colonne dorsale, sur la face antérieure et latérale gauche.

L'examen histologique a été pratiqué ; le compte rendu a été égaré.

Observation II (Inédite).

Recueillie par notre collègue M. Casella, dans le service de M. Roques

Diagnostic : *Néoplasme de l'œsophage ; ganglion sus-clavi-*
culaire droit. — Paralysie de corde vocale droite. — Toux
de compression.

M... Gaspard, quarante-trois ans, voyageur, entré à Ste-
Marguerite le 2 novembre 1901. Pas d'antécédents héréditaires à signaler. Bonne santé antérieure. Pas de syphilis,
pas de paludisme. Marié, sa femme et ses deux enfants
sont en bonne santé. Anciens excès alcooliques, cessés
depuis plusieurs années, vomissements alimentaires fréquents, sans sensation de brûlure, sans hématémèses, sans
phénomènes rappelant l'hyperchlorhydrie ou l'ulcère.

Depuis un an, le malade maigrit et perd ses forces ;
depuis six à sept mois, gêne de la déglutition. Le bol ali-
mentaire franchissait bien le pharynx, mais arrivé dans
l'œsophage, il semblait s'arrêter ; le malade éprouvait alors
une sensation de gêne et d'angoisse très pénible qui dispa-
raissait quand l'aliment avait franchi l'obstacle ; le même
phénomène se produisait à chaque bouchée. Le malade en
est arrivé à se contenter d'une alimentation peu abondante
et exclusivement liquide. La gêne de la déglutition persiste
encore aujourd'hui, mais semble moins accentuée qu'il y a
quelques mois.

Au mois d'août dernier, bronchite qui dura trois semaines
environ. Quelques sueurs nocturnes, qui ont disparu
depuis. Pas d'hémoptysie. Après sa bronchite, le malade
reprend ses voyages habituels, mais au bout de deux mois,
affaibli et ne mangeant plus, il doit cesser. A ce moment
véritable dégoût pour certains aliments et en particulier
pour la viande ; la déglutition est pénible, mais l'absorption
d'aliments n'est pas suivie de régurgitations. Les vomissements sont très rares ; le malade aurait une fois rejeté

quelques grumeaux de sang coagulé, suivis d'une expulsion d'aliments. Depuis deux mois, apparition dans le creux sus claviculaire droit, d'une petite tumeur qui s'est accrue progressivement.

Il y a un mois, la voix qui était forte s'est brusquement éteinte ; elle est actuellement sourde, voilée, mal accordée. Depuis la même époque, l'amaigrissement a progressé, l'appétit est faible, constipation habituelle. Parfois, filets de sang dans les selles. Epistaxis assez fréquentes.

Actuellement, amaigrissement très prononcé, pli cachectique très marqué, abdomen rétracté.

Dans le creux sus claviculaire droit, immédiatement en dehors du sterno-mastoïdien, tumeur du volume d'une très grosse noix, dure, indolente, ni fluctuante, ni pulsatile, immobile dans les mouvements de déglutition (ganglion). Pas d'autres adénopathies (cervicale, axillaire ou inguinale) ; à l'auscultation de l'œsophage, les bruits de déglutition présentent un retard considérable.

L'estomac ne paraît pas dilaté ; la palpation n'est pas douloureuse ; pas de tumeur. Clapotement gastrique très net.

Rien du côté de l'intestin. La matité hépatique est très réduite, on ne perçoit rien au-dessous des fausses côtes.

La rate n'est pas perçue.

Aux poumons, sonorité normale ; pas de râle ; pas de retentissement prononcé de la toux. Des deux côtés, en arrière et en avant, le souffle expiratoire et la toux prennent un timbre amphorique ; ce souffle diminue d'intensité si on se rapproche du sommet et de la base. Pas de toux spontanée, ni d'expectoration.

Température normale. Urines non albumineuses.

10 décembre. — Examen de M. Garel. Toux de compression. A l'auscultation, souffle tubo-creux et toux tubaire des deux côtés, près de la colonne. Compression du larynx (déviation à gauche). Paralysie complète de la corde vocale droite.

L'examen de la trachée (méthode de Killian) ne donne aucun renseignement.

18 décembre. — Depuis trois jours le malade a de la dyspnée. Ses forces ont sensiblement diminué, il a du refroidissement des extrémités.

19 décembre. — Mort.

Autopsie (quarante heures après la mort, pratiquée par M. Casella). — A l'ouverture, on constate la présence d'une petite quantité de liquide louche, non hémorrhagique dans la plèvre gauche. Les *poumons* sont emphysémateux ; aux deux bases, quelques noyaux secondaires sous pleuraux, noyaux dont les plus gros ont le volume d'un pois. Pas de tubercules visibles.

A la partie supérieure et division supérieure de la *bronche gauche*, on trouve également un noyau secondaire du volume d'une noix, faisant saillie dans l'intérieur de la bronche. La *trachée* est déviée à gauche par le ganglion sus claviculaire droit ; celui-ci, du volume d'une mandarine, forme un bloc compact blanc à la coupe, paraissant en dégénérescence néoplasique totale.

L'*œsophage* présente à sa partie moyenne sur une étendue de dix à douze centimètres environ une tumeur annulaire, entourant complètement le conduit ; celui-ci reste cependant perméable et le doigt peut pénétrer partout. Les aliments d'un certain calibre devaient être retenus et on en trouve des débris vers la partie supérieure de la tumeur. Celle-ci est blanchâtre, villeuse ayant l'aspect d'un chou-fleur ramolli à sa surface. On ne trouve pas de perforation.

L'estomac et l'intestin ne présentent rien d'anormal.

Le *foie* présente à la face inférieure du lobe gauche un noyau du volume d'une noix, qui fait une saillie blanche, dure. Autre noyau de généralisation dans le lobe droit, mais entièrement intrahépatique, ne trahissant sa présence à la surface que par une coloration ardoisée du tissu hépatique présentant en ce point une dureté spéciale. L'en-

semble du foie est congestionné, sans dégénérescence grais-
seuse. Rate molle, diffluente.

Reins volumineux se décorticant bien ; le rein droit est
rouge sombre avec des plaques blanchâtres, irrégulières,
qui semblent occuper, à peu près, mais non d'une façon
exacte, la place des pyramides. Le rein gauche est pâle et
présente d'une façon plus étendue les mêmes plaques d'aspect lardacé. (Après examen macroscopique plus minu-
tieux — M. Tripier — il ne s'agit pas de noyaux néopla-
siques.)

Le cœur a un volume normal ; un peu d'athérome aux
sigmoïdes et à la mitrale. Rien au péricarde.

L'aorte thoracique est adhérente à la tumeur, mais n'est
ni englobée, ni comprimée ou ulcérée par elle.

Le récurrent droit est comprimé par le ganglion sus-claviculaire et plonge en bas dans le tissu dégénéré ; le
pneumogastrique droit est accolé à la tumeur œsopha-
gienne, pouvait être comprimé par elle, mais n'était pas
englobé.

OBSERVATION III (Personnelle).

In-thèse de DEVOIS, résumé.

*Néoplasme de l'œsophage. — Généralisation aux ganglions
médiastinaux. — Double paralysie récurrentielle. —
Toux de compression.*

C..., soixante ans, entré le 1er mars à l'Hôtel-Dieu, salle
Saint-Maurice. Pas d'antécédents à signaler. Catarrhe
pulmonaire depuis trois ans, plus accentué depuis six
mois.

En novembre dernier, modification de la voix qui prend
un timbre désagréable, après « un gros enrouement ». Au
mois de janvier, nouvelle perte de la voix. Durant ce temps,

déglutition des solides difficile ; début d'une tumeur dans la région sus-claviculaire gauche. Depuis un mois, essouf-flement ; la toux est beaucoup plus fréquente et a pris un timbre rauque. Amaigrissement général ; légère cachexie.

Déglutition des liquides ; régurgitation des solides.

Rétrécissement à 21 centimètres ; l'olive de 6 millimètres est arrêtée. Voix bitonale et éteinte. Double paralysie récurrentielle avec cordes en position cadavérique, bords légèrement arqués. Petit polype kystique de la corde gauche.

Toux d'allure particulière, quinteuse, avec secousses plus intenses, retentissantes, à timbre creux et sonore (toux de compression).

A l'auscultation, emphysème, sibilances, ronchus et gros râles. Pas de retentissement de la toux.

Cœur : légère arythmie ; foie, rate, normaux.

Urines légèrement albumineuses.

Température : 38°.

Kyste au niveau de la région rétro-maxillaire droite.

Masse dure, non mobile, indolente dans le creux sus-cla-viculaire gauche (ganglion).

10 mars. — Bronchopneumonie de la base droite.

15 mars. — Agonie et mort.

Radiographie. — In thèse de Deygas ; à droite de la colonne, zone obscure, non pulsatile, siégeant à l'ouverture supérieure du thorax.

Autopsie. — Masse qui remplit le creux sus-claviculaire et le sommet gauche. Dans l'œsophage, masse néoplasique au niveau de la région aortique, adhérente au poumon et englobant l'anse récurrentielle. Le récurrent droit est pris dans une masse ganglionnaire au-dessus de l'artère sous-clavière. Tumeur inférieure a envahi l'œsophage au niveau de la région diaphragmatique.

Nombreux ganglions médiastinaux. A droite dans la région intertrachéobronchique, existe un noyau ganglionnaire dégénéré qui comprime *la bronche droite*. Le calibre du conduit sténosé n'admet pas le petit doigt. La muqueuse est intacte et se trouve comme plissée à ce niveau. Masses ganglionnaires dans les creux sus-claviculaires. Pas de compression de la trachée.

Pas de compression de l'aorte.

Bronchopneumonie de base droite et foyers disséminés.

Larynx non modifié. Polype de la corde vocale gauche.

OBSERVATION IV (Inédite).

Tumeur néoplasique du creux sus-claviculaire gauche, secondaire, à point de départ inconnu. — Paralysie complète de la corde vocale gauche. — Déviation du larynx et de la trachée. — Toux de compression. — Envahissement du paquet vasculo-nerveux du bras gauche (Néoplasme probable de l'œsophage).

D..., Joseph, soixante-un ans, teinturier, entré salle Saint-Maurice, service de M. Garel, le 11 octobre 1901. Pas d'antécédents héréditaires à retenir. Traumatisme de la jambe gauche à dix-sept ans. Léger éthylisme ; pas de syphilis. Aucune affection antérieure. Perte lente de la voix en mai dernier ; enrouement ; puis quelque temps après, assez brusquement, exagération de l'enrouement. Dès ce moment le malade commence à maigrir, sans cause appréciable. En juillet, apparition d'une tumeur dans le creux sus-claviculaire gauche, déjà grosse comme un œuf. Dans le courant de l'été, dyspnée surtout dans le travail ou la marche. Toux fréquente, quinteuse, agaçante et sans vomissements. Il y a un mois à peu près, bruit en respirant : on dirait « qu'il ronfle tout le temps ». La toux devient « effrayante », « inquiétante, à faire peur, pareille à celle des vieux chevaux ». Cette toux persiste encore,

Depuis les premiers jours de ce mois, douleur névralgique dans le bras gauche, assez intense pour troubler le sommeil.

A l'entrée, tumeur de la grosseur du poing dans le creux sus-claviculaire gauche, n'ayant pas envahi la peau, repousssant légèrement le larynx et la trachée à droite, plongeant derrière la clavicule. Cette tumeur tient par son plan profond, n'est pas mobile avec les mouvements de déglutition. Ganglion dans l'aisselle.

Le malade a de la fatigue au moindre mouvement : l'effort est presque impossible. La voix est nettement bitonale et voilée. Toux à tonalité profonde, très bruyante, avec un retentissement grave, de timbre caverneux (toux de compression). Cornage très net.

Déviation à gauche du larynx. Paralysie complète de la corde vocale gauche, arquée, en position cadavérique. On ne peut explorer la trachée par la méthode de Killian. Signes d'emphysème aux deux sommets. Ronchus et sibilances à la partie moyenne. A droite, à la base, sonorité normale, ou légèrement affaiblic ; pas de vibrations (mais la voix fait peu résonner la paroi). Diminution très nette du murmure vésiculaire ; on ne perçoit qu'un espèce de bruit rude, non moelleux. Pas d'égophonie, pas de souffle expiratoire ; pas de flot, ni de ballottement. Au niveau de la partie moyenne de l'omoplate, souffle à timbre bronchique, un peu amphorique : la toux y est très métallique, parfois râles bulleux à timbre métallique (signes cavitaires).

Le malade ne peut déglutir que des liquides : vomissements immédiats des aliments solides, quand les morceaux sont volumineux. Parfois la déglutition se fait plus facilement. On passe cependant une olive de 10 millimètres, ne ramenant ni sang, ni débris muqueux. Ce cathétérisme est douloureux, ne peut être poussé plus avant ; le malade souffre quand on arrive à 10 centimètres de ses arcades dentaires.

Rien à l'estomac, ni à l'abdomen.

Pas d'adénopathie inguinale.

Cœur : Bruits secs ; légère arythmie.

Pouls tendu. Artères dures.

Pas de température. Pas d'albumine.

4 novembre. — Le malade se plaint depuis quelques jours de douleurs très vives dans le bras gauche, sous forme de lancées. On ne peut explorer la force à cause de la douleur. La sensibilité au tact et à la piqûre est diminuée surtout à la face interne du bras, sans qu'on puisse délimiter de territoire précis.

10 novembre. — Les douleurs persistent dans le bras. Œdème très marqué.

2 décembre. — L'œdème du bras a augmenté. L'alimentation des solides est impossible. Le cornage est très intense. Le malade, très affaibli, n'a plus la force de tousser.

0 décembre. — Cachexie rapide. La tumeur a augmenté de volume rapidement.

24 décembre. — Affaiblissement progressif. Température : 30°. Foyers de râles sous-crépitants à la base gauche. Souffle peut-être tubaire à la base droite près de la colonne.

Autopsie. — 30 décembre (40 heures après la mort). — Le larynx et la trachée sont déviés en totalité ; nulle part de coude, car la déviation ne se rectifie qu'à la partie sus-glottique ; l'arbre aérien repoussé à gauche par la tumeur fait avec la ligne médio-sternale un angle de 25° environ.

La tumeur est volumineuse et occupe tout le creux sus-claviculaire, où elle soulève la peau et constitue une masse de la grosseur d'une tête de fœtus. Elle a poussé de nombreux prolongements : en arrière, elle a envahi la masse musculaire prévertébrale et confine à la colonne osseuse. En haut, elle est limitée par une ligne qui passerait par l'os hyoïde. En avant, elle a soulevé le sterno-mastoïdien et détermine une circulation veineuse superficielle très abondante ; plus bas, elle a envahi l'articulation sterno-costo-claviculaire et les os avoisinants ; le bistouri sectionne ces os avec la plus grande facilité. Elle plonge dans la cavité thoracique. En dehors, elle pousse un prolongement dans le creux axillaire, masse qui englobe le paquet vasculo-nerveux, comprime surtout l'artère, la veine axillaire et le nerf radial : Pas de noyaux dans les vaisseaux qui sont simplement rétrécis. En dedans, elle s'appuie sur l'œsophage, la trachée, qu'elle a repoussée à droite. On ne peut retrouver le lobe gauche du corps thyroïde englobé dans la tumeur ; le lobe droit est hypertrophié, ainsi que la partie médiane. La carotide, la jugulaire interne et le pneumogastrique sont repoussés en arrière. En bas, la tumeur pénètre dans le médiastin : elle a envahi tout le sommet du poumon gauche (lobe supérieur), elle se prolonge en bas jusqu'au niveau de la crosse aortique. Un prolongement s'est insinué sur la face postéro-latérale de la crosse, à peu près au niveau du récurrent gauche, dont il est impossible de retrouver le vestige. En introduisant le doigt dans la cavité aortique, on est arrêté par un éperon qui siège au niveau du prolongement néoplasique ; la lumière de l'aorte qui admet en aval deux bons doigts ne laisse, à ce niveau, passage qu'à un seul. Au niveau du médiastin, ganglions envahis ; les poumons enlevés, on explore la trachée avant de l'ouvrir : nulle part de rétrécissement ; seule la déviation en masse signalée plus haut. Après ouverture, muqueuse légèrement rougeâtre, veloutée ; les anneaux apparaissent mal et n'ont pas la lucidité normale. Cependant pas d'envahissement néoplasique. En explorant la bronche droite, l'index ne peut être introduit ; en effet, un ganglion envahi, gros comme une mandarine, siège au-dessus et en arrière de la bronche et la comprime fortement. Après ouverture, on voit cette bronche volumineuse au-dessus du rétrécissement, diminuer brusquement de calibre sur une étendue de 4 centimètres et reprendre sa lumière normale. Sur la longueur

du point comprimé, la muqueuse est plissée longitudinale-
ment de façon régulière.

Bronchopneumonie du lobe inférieur droit ; cinq noyaux
volumineux d'hépatisation ; emphysème du lobe supérieur ; un noyau crétacé très dur au sommet. A gauche,
adhérences pleurales, lâches, jaune verdâtre au niveau du
sillon interlobaire et imprimant celui-ci sur la plèvre pariétale. Pas d'épanchement ; engouement du lobe inférieur.
Le cœur est normal comme volume ; une plaque athéroma-
teuse sur la valvule sigmoïde aortique postérieure. Quelques-unes sur l'aorte ascendante.

Foie normal, sans généralisation. Reins congestionnés
avec une substance corticale pâle striée de raies rougeâtres.
Rate normale. Rien au cerveau.

Examen histologique (M. Paviot).

Tumeur d'origine ectodermique cornée ; généralisations
dans les ganglions, sauf un noyau pulmonaire. Le point de
départ est certainement une muqueuse de type ectodermique corné, que l'autopsie pouvait seule déterminer.

Observation V (Inédite) (1)

*Goitre plongeant. — Toux de compression. — Accès de suf-
focation. — Exothyropexie. — Trachéotomie. — Suites
simples. — Guérison.*

F..., garçon de quinze ans. Est amené à la consultation
de l'Hôtel-Dieu par le Dr Bernoud, à cause de sa toux.

Père bien portant. Mère a eu, il y a cinq ans, une bronchite et une pleurésie. Le malade est sujet aux refroidis-
sements. Il y a deux mois, accès d'oppression, peu violents,
qui se calmaient par le repos. Depuis deux mois, toux peu

----

(1) J'ai placé ici cette observation, parce que l'intervention a la
valeur d'une vérification anatomique.

fréquente, mais constante. Rien à l'examen du larynx ; un peu d'obscurité aux deux sommets, sans signes anormaux. Bon état général.

En l'entendant tousser, M. Garel affirme une compression de l'arbre bronchique, parce qu'existent, en effet, des quintes, avec, au temps moyen de leur durée, un retentissement profond, creux, à timbre métallique grave. Il conseille de suite l'examen radioscopique. Celui-ci est pratiqué par M. Destot qui découvre derrière la fourchette sternale un goître plongeant. M. Garel conseille un traitement à la thyroïdine, sous la surveillance du D' Bernoud.

Quinze jours après, le malade est apporté anhélant et cyanosé, en plein accès de suffocation ; on le dirige en chirurgie dans le service de M. Gangolphe (1).

On constate alors, outre les signes fonctionnels précités, une tumeur occupant toute la partie antérieure du cou, produite par le corps thyroïde hypertrophié ; elle est surtout développée latéralement et ne commence qu'au dessous du cartilage thyroïde, sans circulation veineuse superficielle. Le doigt pénètre facilement dans le creux sus-claviculaire, mais le creux sus-sternal est complètement effacé et ce n'est qu'en forçant qu'on arrive à y loger l'index, augmentant ainsi la dyspnée.

En plus de la toux, signalée plus haut, la respiration bruyante (inspiration et expiration) est prolongée. Chaque secousse de toux s'accompagne d'une explosion de mucosités filantes. L'examen des poumons reste négatif : on ne perçoit que le souffle trachéal intense. ·

L'examen laryngoscopique montre un larynx intact, mais ne peut donner aucun renseignement sur l'état de la trachée. Circonférence du cou : 37 centimètres. Aucun signe de basedowisme (pas de tremblement, pas de troubles oculo-pupillaires, pas de palpitations ou tachycardie (11 dé-

(1) Le reste de l'observation a été recueillie par notre collègue M. Hau, interne de M. Gangolphe.

cembre). Intervention d'urgence par M. Gangolphe. Anesthésie légère à l'éther. Après incision des parties molles, on tombe sur un lacis veineux très serré et un corps thyroïde très congestionné. L'hématose est difficile et prolonge l'opération. Luxation du lobe latéral gauche en dehors et en haut ; on relève le lobe médian. Le malade ne respire cependant pas immédiatement. Trachéotomie sur une trachée complètement aplatie, et luxation en dehors du dernier lobe du corps thyroïde. Pansement à plat. Les jours suivants la tumeur diminue rapidement de volume. Au commencement de janvier, tout est revenu sur un même plan. On change la canule, en raison de sa longueur et de la toux qu'elle provoque. On en met une beaucoup moins longue. La température au début très élevée, était descendue en lysis, du 11 au 20 décembre. Durant les deux mois suivants, quelques accès fébriles, paraissant correspondre à des points d'infection pulmonaire, par la canule trachéale. Deux mois après, le malade quitte l'hôpital, guéri ; seule, la voix n'est pas encore revenue complètemnt.

OBSERVATION VI (Inédite).

Recueillie par M. LAVET.

B..., homme, cinquante-cinq ans, entré, Saint-Nizier, service de M. Garel, le 1ᵉʳ décembre 1899. Pas d'antécédents ; parents âgés, relativement bien portants. Un frère mort à trois semaines. Un frère âgé de cinquante ans, bien portant.

Plusieurs maladies dans l'enfance : rougeole, coqueluche, petite vérole ; sept ans de service militaire en Afrique, où il eut des fièvres palustres qui ne durèrent qu'un mois ; en plus, dyssenterie. Quand il revint du régiment, il avait retrouvé toute sa santé. Pas de mariage. Nie toute maladie vénérienne. Léger éthylisme (vin). S'enrhume facilement, a eu cinq ou six bronchites.

Sans aucun signe prémonitoire, sans bronchite, sans amaigrissement, sans perte de forces, le malade fut pris brusquement, il y a deux mois (fin septembre), d'un accident qu'il n'avait jamais éprouvé et difficile à préciser. Tout à coup anxieux, il ne peut reprendre son souffle et, est alors pris de secousses de toux, s'accompagnant d'un bruit spécial analogue à celui qu'elle présente aujourd'hui ; quand l'accès fut passé, la toux persista, mais moins forte. Depuis deux mois, cet accident s'est reproduit cinq ou six fois, mais avec moins d'intensité.

Teint hâlé, sans caractère néoplasique.

Cœur. — Pointe dans cinquième espace. Choc normal. Pas de bruits surajoutés ; pas de souffles. Pas de double foyer de battements. Le pouls est normal, égal des deux côtés ; zone de submatité à gauche du sternum, à percussion douloureuse (matité des gros vaisseaux).

Poumons. — Toux assez fréquente, à retentissement sonore, profond (*toux de compression de trachée ou de ses branches*). Pas d'expectoration. Hémoptysies peu abondantes, mais fréquentes, s'arrêtant facilement, se reproduisant sans cause, très monotones. L'examen du thorax révèle en arrière au niveau de la pointe de l'omoplate gauche une zone de matité ou plutôt de submatité très nette. A ce niveau ni sifflement, ni cornage, ni souffle, ni obscurité. Rien aux sommets, rien aux bases.

Tube digestif normal.

Pas de température. Pas d'albumine.

Rien au larynx.

10 décembre. — Depuis deux jours, le malade a une dyspnée excessive, qui va toujours en augmentant ; rien ne peut le soulager. Il meurt en étouffant.

Autopsie. — Cœur petit ; oreillettes agrandies ; pas de lésions valvulaires.

Aorte : à un travers de doigt au-dessus des sigmoïdes aortiques, l'aorte présente sur sa face postérieure un orifice large comme une pièce de cinq francs environ, communi-

quant avec une poche assez volumineuse (une grosse mandarine environ). Cette poche est subdivisée en deux autres,
une plus petite, supérieure, une plus grande au-dessous.
Cette poche est en rapport avec la bronche droite, immédiatement après la bifurcation de la trachée. L'intérieur ne
présente rien de particulier ; caillots stratifiés ordinaires ;
pas de fissure, pas de déchirure.

La trachée et les branches séparées du sac et de l'œsophage
ne présentent aucune lésion ; mais quand le sac était encore
adhérent à la bronche droite, le petit doigt éprouvait beaucoup de peine à passer au niveau de l'anévrysme.

Rien aux poumons, à part quelques tubercules crétacés
aux deux sommets et beaucoup d'œdème. Foie et rate normaux. Les reins ont une capsule légèrement adhérente, avec
une substance corticale un peu amincie.

OBSERVATION VII (Inédite).

Recueillie par M. Kœppelin.

Marius M..., homme de trente ans, entré salle St-Maurice
le 4 décembre 1900. Pas d'antécédents héréditaires. Il jouis-
sait d'une bonne santé avant son départ pour les colonies.
Au cours de ses voyages, il contracta plusieurs des maladies
des pays chauds, mais ne fut jamais alité. Il y a cinq ans,
en arrivant au Brésil, il prit une éruption connue là-bas,
disait-il, sous le nom de *bourboule*, éruption de grosses
pustules prurigineuses, couvrant le tronc et les membres
supérieurs, presque confluente dans la région lombaire et
les flancs. Elle évolua et disparut en une quinzaine de jours,
sans réaction générale. Depuis, elle est apparue deux fois,
au commencement des chaleurs, laissant des traces sous
forme de cicatrices blanchâtres, dépigmentées, saillantes,
circulaires. Dysenterie au Brésil ; nouvelle atteinte au Séné-
gal ; dysenterie encore à Madagascar et au Transwal.
Première atteinte de fièvre intermittente au Brésil et der-

nière atteinte en juin dernier. Chancre syphilitique à Madagascar il y a deux ans. En octobre, en pleine traversée, le malade prend froid, a de l'enrouement et de la dyspnée ; un vésicatoire le soulage. Alors apparaît lentement une tuméfaction présternale, douloureuse, accompagnée de dyspnée. Le malade vient à la consultation gratuite. *Toux de compression* typique.

A l'examen, paralysie complète de la corde vocale gauche, Pas de syphilis du larynx, pas de sténose, pas de battements.

Toux fréquente à retentissement profond (toux de compression).

Tuméfaction large de la région présternale, allant jusqu'au creux épigastrique, empiétant sur les espaces intercostaux. Peau rosée (application récente de teinture d'iode). La tumeur est douloureuse ; on peut cependant remarquer que les téguments glissent sur elle, qu'elle tient au plan profond, qu'elle n'est ni fluctuante, ni réductible. On ne perçoit ni thrill, ni battements expansifs. Pas de souffle, mais l'oreille perçoit une impulsion, plutôt tactile, isochrone à celle de la pointe.

La tuméfaction est douloureuse spontanément, surtout la nuit. Sensation de gêne et d'étau, avec élancements pénibles exclusivement la nuit.

La dyspnée apparaît au moindre effort et dans le décubitus elle s'accompagne de battements intenses fort désagréables pour le malade.

La radioscopie montre une zone sombre, allongée verticalement, débordant la ligne médiane à gauche, surtout apparente par l'examen postérieur. Le bord gauche de l'ombre est animé de battements très nets, mais qui semblent influencés par la respiration et relativement indépendants de ceux du cœur. Ce dernier est manifestement abaissé et par la diminution d'intensité de son ombre radioscopique paraît refoulé en arrière.

A l'auscultation des poumons, on entend une respiration

rude et surtout une inspiration très humée dans toute la hauteur en arrière. La respiration paraît un peu plus rude au sommet gauche. Pas de bruits anormaux. La toux s'accompagne le matin d'une expectoration spumeuse.

Cœur. — Pointe dans le sixième espace, bat faiblement, un peu en dehors de la ligne mamelonnaire.

Pas d'inégalité des pouls radiaux.

7 décembre. — Iodure de potassium, 4 grammes. Frictions mercurielles.

10 décembre. — La douleur a diminué ; le malade supporte la pression des doigts sur le sternum, mais se plaint de palpitations plus violentes. La respiration est plus rude et bronchique au sommet gauche.

18 décembre. — Crise de suffocation, qui a duré vingt minutes. Insomnie, toux aboyante, déchirante et continuelle. Altération de l'état général. Piqûre de 0 gr. 10 de calomel.

24 décembre. — La tuméfaction sternale a diminué ; il persiste une circulation collatérale très développée. A l'auscultation, gros ronchus et sibilances. Zone de matité en arrière à gauche, près de la colonne vertébrale.

4 janvier. — Nouvel examen radioscopique ; la tumeur a nettement diminué.

7 janvier. — Reprise du traitement ioduré, 3 grammes.

10 janvier. — Accidents aigus d'iodisme ; dyspnée intense, sibilances générales, expectoration abondante, toux quinteuse ; trois crises d'asphyxie. Crachats hémoptoïques.

12 janvier. — La suppression de iodure a fait cesser les accidents.

30 janvier. — Sonorité du sommet gauche. Diminution des vibrations et de la respiration. Près de la colonne, souffle expiratoire très rude. Persistance de la zone de matité parasternale en avant.

31 janvier. — Iodure de potassium ; le malade a pris des crises de suffocation.

7 février. -- Mort dans des accès de suffocation subin-
trants, malgré une abondante saignée.

Autopsie résumée. -- Anévrysme de l'aorte, adhérant à la
partie gauche de la trachée, située dans la région de la
crosse aortique ; l'artère carotide primitive gauche naissait
de la poche. *Compression* de la bronche gauche à son
origine. Au niveau de la zone d'adhérences, la trachée était
ulcérée et il existait entre l'anévrysme et la trachée une
petite communication qu'oblitéraient de gros caillots. Il n'y
a qu'un œdème modéré du poumon.

OBSERVATION VIII (Inédite).

Recueillie par M. CARRIER, service de M. JOSSERAND.

*Trachéotomie ancienne. — Bacillose, caverne du sommet
droit : pleurésie de la base droite. -- Infiltration du sommet gauche. — Toux de compression (rauque et cor-
nante).*

Pas d'antécédents héréditaires. A dix ans, croup et tra-
chéctomie. Depuis, sa toux a toujours été *rauque et cor-
nante*, et revenait chaque hiver, avec ce même timbre.
Réformé à vingt-deux ans pour une bronchite ; pleurésie
droite probable (quatre vésicatoires à la base droite). Il y a
trois ans, violent point de côté gauche (trois vésicatoires à la
base gauche). Séjour en 1901 à Saint-Augustin pour sa toux.
Nouveau séjour à Saint-Augustin pour sa toux. Celle-ci,
pour laquelle il entre de nouveau à l'Hôtel-Dieu, a toujours
présenté les mêmes caractères, en variant seulement d'intensité.

A l'examen, amaigrissement, fièvre, sueurs, inappétence.
Au poumon droit, submatité du sommet, exagération des
vibrations ; retentissement caverneux de la toux et de la
voix. Râles humides (signes cavitaires). En avant, inspiration rude et bruyante ; celle-ci d'ailleurs se retrouve des

deux côtés et semble plus tenir à l'état de la trachée ou des bronches qu'à celui du poumon. Submatité à la base droite, avec diminution des vibrations. Râles humides au sommet gauche. Rien au cœur ; pas de vomissement, ni de diarrhée. Température : 38°5. Pas d'albumine.

Infiltration rapide des deux côtés. Marche progressive de l'hecticité. Mort en 41 jours.

Autopsie. — Rien au cœur, ni au tube digestif. Reins congestionnés. Foie un peu gras.

A l'ouverture de l'arbre aérien, on constate que le larynx est sain. Cicatrice sous-cricoïdienne (trachéotomie basse). A ce niveau, rétrécissement de la trachée sur une étendue de 2 centimètres au moins, admettant avec peine l'index ; la paroi de ce rétrécissement est dure, cartilagineuse. Les bronches n'ont pas diminué de calibre. Volumineuse caverne du sommet droit avec petites géodes voisines. Infiltration de la base. Adhérences pleurales. Infiltration du sommet gauche ; petite géode. Congestion de la base. A la coupe, quelques tubercules épars.

SÉRIE B

Observations avec contrôle laryngoscopique, clinique ou radioscopique.

J'ai classé dans cette série toutes les observations qui m'ont été communiquées, comme toux de compression ; les caractères et l'allure de la toux ont fait supposer le rétrécissement ou la compression bronchique. Cette lésion a souvent pu être vérifiée. D'abord par l'*inspection directe,* lorsqu'elle siégeait dans la trachée, en amont de l'éperon et qu'il n'existait du côté du larynx aucun obstacle à la méthode de Killian. M. Garel, avec sa virtuosité habituelle a pu nous préciser ainsi exactement le point sténosé. La *radioscopie* nous a fourni d'utiles renseignements, plus que la radiographie ; car les ombres mobiles sur la plaque, à cause de la respiration, sont toujours un peu estompées dans les clichés du thorax. Presque toutes les radioscopies ont été pratiquées, sous le contrôle de M. Destot qui a bien voulu nous initier à la lecture sur l'écran et interpréter avec nous nos résultats. L'éclairage nous a ainsi renseigné sur l'existence des tumeurs du médiastin, sur leur siège et leurs rapports possibles avec les bronches. *L'examen clinique* enfin nous a démontré parfois l'existence nette de la sténose bronchique, surtout chez les adultes. Chez les enfants, il ne nous a guère servi qu'à affirmer l'adénopathie, cause de la compression bronchique, et ce, en ramassant tous les signes de la « phtisie bronchique ». Nous avons surtout porté notre effort sur les suivants :

SIGNES FONCTIONNELS.

Toux coqueluchoïde.
Accès d'oppression, d'asthme.

SIGNES PHYSIQUES.

Percussion. — Matité au niveau du manubrium sternal.
— Matité dans la région interscapulaire.

Auscultation. — Souffle tubo-creux, tubaire, caverneux. Phénomènes pseudocavitaires. — Diminution de l'ampliation respiratoire dans un département pulmonaire avec conservation de la sonorité, et surtout diminution de la respiration.

Altération du rythme de la respiration.

Autres phénomènes de compression, nerveuse, vasculaire.

Adénopathies externes (cervicales). État général.

Ces trois modes d'investigation laryngoscopique, clinique ou radioscopique nous ont permis de pouvoir affirmer la sténose trachéale ou bronchique, et de rapporter ainsi la toux à sa cause.

OBSERVATION IX (Personnelle).

Résumée de thèse de DEYGAS.

P..., trente-huit ans, employé de banque. Vomissement œsophagien il y a trois ans. Perte de voix il y a un mois. Aphonie complète depuis deux jours (nouvel ictus laryngé). Double paralysie récurrentielle. Toux aboyante, avec timbre métallique, et retentissement peu profond, ce qui tient sans doute à l'état de la glotte. A certains moments, cornage ; pas de tirage. Aux poumons, à droite, en arrière et au sommet, respiration modifiée : inspiration et expiration prolongées. Souffle bronchique lointain. Timbre creux au niveau de l'épine de l'omoplate. Même souffle bronchique en avant. Radioscopie et radiographie (in thèse Deygas). Masse sombre du volume d'une pomme, à droite de la colonne, à l'entrée du thorax. Pas de battements. Légère teinte grisâtre à droite, indiquant probablement des adhé-rences. Le malade est mort deux mois après. Pas d'autopsie.

OBSERVATION X (Inédite).

D..., femme, cinquante ans. Goitre (lobe gauche). Compression de la trachée. Paralysie de la corde vocale gauche. Toux de compression. Trachée aplatie (méthode de Killian).

OBSERVATION XI (Inédite).

C..., femme, vingt-quatre ans. Goitre charnu. Compression de la trachée : cornage dans l'effort ; toux de compression. Trachée très aplatie transversalement jusque dans la profondeur (méthode de Killian).

OBSERVATION XII (Inédite).

M..., femme, vingt-neuf ans, service de M. Leclerc. Syphilis probable. Ectasie aortique. Battements sternaux. Inégalité des pouls radiaux. Toux de compression. A l'examen (méthode de Killian), compression et déviation de la partie inférieure de la trachée, qui apparaît elliptique et comme ayant pivoté sur son axe (examen pratiqué par M. Garel).

OBSERVATION XIII (Inédite).

C..., garçon de douze ans. Scrofule. Coryza hypertrophique. Adénopathie trachéo-bronchique. Toux de compression. Tousse depuis trois ans ; au début, toux de bronchite, puis quinteuse ; actuellement toux à timbre caverneux, retentissant. Pas d'expectoration. Aux poumons, à droite, en arrière, à la partie moyenne, sibilances ; à gauche, respiration soufflante, rude, tubo-creuse. La toux retentit à ce niveau très durement. Dans toute la base gauche, diminution de la respiration, avec conservation de la sonorité sans bruits anormaux. Examen radioscopique (M. Destot). En avant, gros cœur ; taches grisâtres à gauche ; à droite, nombreuses taches échelonnées, entourées d'une légère ombre (chaîne ganglionnaire). En arrière, gros ganglion à gauche ; chaîne longitudinale à droite, très marquée.

Observation XIV (Inédite).

R..., homme, quarante-cinq ans. Perte de la voix il y a trois semaines. Douleur dans l'épaule droite depuis six jours. Voix bitonale. Paralysie incomplète de corde vocale droite. Effort impossible. Dyspnée dans le décubitus latéral droit. Toux de compression. Gros cœur ; matité sur le bord droit du sternum. Souffle systolique. A l'écran (Destot), masse supracardiaque débordant le sternum, de nature indéterminée. Traitement : sérum gélatiné (D' Lacroix) ; IK (Lacroix et Garel). Amélioration : disparition de la paralysie laryngée ; plus de dyspnée ; toux encore un peu aboyante (syphilis probable).

Observation XV (Inédite).

R..., fille, dix-sept ans. Adénopathie trachéo-bronchique. « Tousse chaque fois qu'elle s'enrhume, comme un chien malade », dit la mère. Toux de compression. Submatité au sommet gauche avec expiration soufflante. Examen radioscopique (Chanoz). Un peu d'opacité à gauche, au niveau de l'insertion vertébrale de la 4ᵉ côte (volume d'une noix, ganglion).

Observation XVI (Inédite).
(Recueillie par M. Garel.

La toux a été enregistrée au phonographe.

M..., garçon, treize ans. Se présente pour une toux tenace et persistante qui remonte à une année et qui survient par poussées successives. Cet été particulièrement la toux a été presque continuelle et a présenté les caractères spéciaux de la toux de compression. A été ausculté avec le plus grand soin par deux de mes confrères et plus spécialement par un médecin des hôpitaux. On n'a rien trouvé aux poumons. (Actuellement, ni matité, ni souffle, ni diminution du murmure). On a conseillé l'examen de la gorge, mais rien d'anormal ; les cordes blanches fonctionnèrent normalement. La trachéoscopie, poussée très bas, n'indique aucune sténose. Pas de ganglions sus-claviculaires. Mais à quatre ou cinq ans, avait eu de nombreux ganglions cervicaux. Coqueluche à deux mois. Rougeole à quatre ans. Prédisposition spéciale pour les bronchites. L'examen radioscopique (Destot), indique très nettement des masses ganglionnaires trachéo-bronchiques, surtout à droite. Bon appétit ; excellent état général.

OBSERVATION XVII (Inédite).

Recueillie par M. GAREL.

M..., cinquante-cinq ans, marchand de vins. Vient me consulter en janvier 1902. Je diagnostique une toux de compression en l'entendant tousser dans la pièce voisine, malgré la cloison épaisse qui le sépare de mon cabinet. La toux de chien remonte à l'âge de quarante ans. A cette époque, forte bronchite qui dura plus de deux mois. Depuis rhume chaque hiver, avec les mêmes caractères. Cette année la bronchite a débuté il y a quatre semaines. Toux bruyante, retentissante, creuse, par quintes fort pénibles ; congestion de la face et éblouissements, comme les malades atteints d'ictus laryngé en ont parfois. Les quintes sont diurnes et nocturnes : la nuit elles durent une demi-heure. Voix normale. Légère diminution du murmure vésiculaire à gauche : la voix est moins bien transmise. Pas de râles, pas d'expectoration. Larynx normal. Pas de sténose de trachée. Etat général excellent. Aucun signe d'ectasie aortique. Examen radioscopique (Destot) : grosse aorte ; pas de masses ganglionnaires. Emphysème (poumon en damier).

OBSERVATION XVIII (Inédite).
Recueillie par M. GABEL.

La toux a été enregistrée au phonographe.

C..., femme, soixante ans. Toux de compression ; voix bitonale. L'affection a débuté il y a trois ans par de la bronchite, avec cette même toux, à retentissement sonore et cavitaire. La voix est altérée depuis dix ans. Expectoration abondante. Une hémoptysie il y a deux ans. Submatité et diminution du murmure vésiculaire au sommet droit en avant et en arrière.

Au laryngoscope : cordes fonctionnant normalement, mais après quelques efforts d'émission de son, la corde droite se fixe complètement sur la ligne médiane et reste immobile sans présenter la moindre concavité sur son bord. Si on laisse reposer la malade et qu'on place à nouveau le miroir, les cordes se meuvent de même des deux côtés. Malgré cela la voix reste bitonale. Il est probable qu'au repos l'abduction est normale, mais dans la phonation, il n'en est plus de même et la corde droite devient immobile.

Examen radioscopique (Destot) : Sommet droit gris. A droite et à gauche, ombres très nettes (ganglions).

OBSERVATION XIX (Inédite).

Catarrhe et emphysème. — Ganglions bronchiques probables. — Toux de compression. — Compression de la branche inférieure de la bronche gauche. — Parésie de la corde vocale gauche.

C..., femme, soixante ans. Fluxion de poitrine à douze ans. Le catarrhe a débuté il y a trois ans, avec une toux per-

sistante. Aujourd'hui, toux spontanée, quinteuse, coqueluchoïde, avec quelques secousses de toux profonde aboyante,
à retentissement métallique (toux de compression). Accès de
suffocation avec sensation au début de la crise de constric-
tion laryngée. Ces accès durent quelques minutes et sont
plus fréquents la nuit ; ils surviennent dans la journée,
mais seulement à la suite de fatigue ou d'effort. La voix a un
timbre désagréable, qui se rapproche de la voix bitonale ; ce
timbre disparaît parfois, mais la voix reste mal accordée.

Cœur : pas de voussure. Pointe dans le 5ᵉ espace. Matité
étendue à droite, où elle déborde le sternum, sur une surface
large comme la moitié de la paume de la main. Ni expansion, ni battements, ni souffle. Pas de signe d'Olliver, de
pouls laryngien, d'inégalité du pouls radial. Légère éléva-
tion des sous-clavières. Bruits normaux. Une irrégularité
toutes les cinq ou six pulsations.

Poumons : Emphysème et catarrhe (expiration prolongée,
sibilances, râles sous-crépitants et bulleux). A la base
gauche, sonorité conservée avec diminution très nette de la
respiration (du murmure vésical et des râles). Dans la respiration forcée, on perçoit au niveau de la pointe de l'omoplate, un souffle tubo-creux intense.

A ce niveau, la toux retentit fortement avec un timbre
strident, aigre, métallique.

Larynx : Au premier instant, les cordes s'écartent normalement, mais en fatiguant la malade, celles-ci se placent
en position cadavérique et n'ont plus qu'une course pares-
seuse dans la phonation, surtout à gauche.

Examen radioscopique (Destot) : En avant, gros cœur. A
droite bande grisâtre, sans points plus foncés, qui paraît
traduire des adhérences pleurales. A gauche, la base respire
mal et apparaît en gris. En arrière, mêmes signes à la base
gauche. Dilatation de l'aorte sans poche anévrysmale. On
ne trouve pas de traces de compression bronchique gauche,
mais l'ombre cardiaque peut masquer celle-ci.

OBSERVATION XX (Inédite).

Recueillie par M. GABEL.

(Ectasie aortique)? — Paralysie de la corde droite. — Toux
de compression.

R..., homme, cinquante-cinq ans. Début des douleurs
sternales il y a deux mois. Dysphagie des solides. Crises de
suffocation, toux de chien. Battements dans la région sus-
claviculaire droite et au niveau de la fourchette sternale. En
ce point, zone de matité. Signe d'Olliver. Souffle systolique.
Pouls radial droit petit. Corde droite paralysée. La trachée
est fortement bombée en dessous. La radiographie indiqu.
un gros anévrysme du côté droit. Mort quatre à cinq jours
après.

OBSERVATION XXI (Inédite).

1891. Salle Saint-Nizier, hôpital de la Croix-Rousse, service de M. GABEL.

Catarrhe et emphysème. — Syphilis probable. — Compres-
sion de la bronche gauche.

F..., homme, trente-six ans. Père tousseur. Dans l'enfance, scrofule, impétigo, conjonctivites, bronchites répé-
tées, adénites nombreuses. Rougeole. Abcès froid de l'aisselle. Il y a neuf mois, au moment de sa bronchite habituelle,
la toux devient caverneuse, rauque et garde ce timbre. Gar-
gouillements et ronchus trachéaux. Séjour à l'Hôtel-Dieu.
Traitement spécifique sans résultat. Actuellement toux
incessante, déterminée par de nombreuses mucosités bronchiques et trachéales. Elle a un caractère spécial, excessivement caverneuse, rappelle l'aboiement d'un chien (toux à

retentissement sonore, profond). Expectoration muco-purulente.

Poumons : Aplatissement du côté gauche. Submatité du sommet. Râles ronflants, sibilants des deux côtés. Au sommet gauche près de l'épine de l'omoplate, souffle bronchique intense aux deux temps, plus marqué à l'inspiration ; le souffle devient strident pendant la toux. Murmure vésiculaire plus faible à la moitié supérieure du poumon gauche.

Adénites axillaires et sus claviculaires gauches. Larynx normal. Trachée, visible jusqu'à la bifurcation, n'est pas aplatie.

OBSERVATION XXII (Inédite).
Recueillie par M. GAREL.

D..., femme, dix-neuf ans. Toux de chien depuis son enfance. Zone de matité parasternale gauche, en avant. Silence respiratoire dans tout le sommet gauche. Rien aux cordes. Déviation très nette de la trachée de gauche à droite.

OBSERVATION XXIII (Inédite).
Note de M. GAREL.

Bacillose. — Adénopathie trachéo-bronchique. — Toux de compression. — Fibrome de la luette.

R... a beaucoup toussé durant son enfance ; trois ans de régiment, où il a été soigné pour une bronchite chronique. Toussait déjà en aboyant. Actuellement, toux typique. Zone de submatité près du sternum, sous la clavicule, à droite. Le sommet sonne en arrière. Retentissement métallique de la toux, sans aucun signe cavitaire. Bon état général.

OBSERVATION XXIV (Inédite).
Recueillie par M. GAREL.

Adénopathie trachéo-bronchique.

M..., douze ans, fille. Bronchites fréquentes dès son bas
âge ; s'enrhume chaque année en février et tousse encore
en juin.

En juin 1901, étant à la pension, a une bronchite plus
sérieuse, et garde le lit. Pour la première fois, la religieuse
fait remarquer qu'elle tousse « à faire peur », en aboyant.
Toux disparaît en juillet. En novembre, elle revient avec
ce même caractère. Actuellement, quintes assez fréquentes ;
les accès débutent par une toux à timbre ordinaire, mais
à mesure qu'ils deviennent plus violents, la toux de chien
se fait entendre.

Rien au larynx ni à la trachée. Aux poumons à droite,
en arrière, toux plus retentissante. Murmure normal. En
avant, submatité sur la droite du sternum, sous la clavicule ; sonorité en dehors. Quelques ganglions dans la fosse
sus claviculaire droite. Examen radioscopique : adénopathie visible en avant et en arrière, surtout à droite, où l'on
distingue nettement plusieurs taches.

OBSERVATION XXV (Inédite).

Adénopathie trachéo-bronchique. — Toux de compression.

L..., vingt et un ans, homme. Antécédents bacillaires.
Coqueluche (?) à rechutes en bas âge. Depuis deux ans, le
malade tousse comme aujourd'hui (toux aboyante). Enrouement subit, fréquent, durant une dizaine de jours. Essouf-
flement dans la marche ou l'effort. Crises de dyspnée nocturnes, fréquentes il y a un mois, plus rares aujourd'hui.

Aux poumons, obscurité du sommet droit ; respiration bronchique (souffle à timbre rude) au niveau de l'omoplate, à droite en arrière. Examen radioscopique (Destot) : grosse chaîne ganglionnaire à droite ; légères ombres à gauche.

OBSERVATION XXVI (Inédite).

Goître (?). — Compression et déviation de la trachée. — Toux de compression.

F..., homme, quarante-trois ans. Début d'une tumeur au niveau de la partie médiane du cou, accompagnant le larynx dans la déglutition, il y a six mois. Toux de compression. Gêne respiratoire. Pas de troubles de déglutition. Pas d'adénopathie. Larynx sain. Trachée elliptique, très serrée dans le sens latéral. Examen radioscopique ne révèle dans le médiastin qu'une dilatation cylindroïde de l'aorte.

OBSERVATION XXVII (Inédite).
Recueillie par M. GABEL.

Adénopathie trachéo-bronchique. — Toux de compression.

F... Anna, fille, dix-neuf ans. Au moment où cette malade pénètre dans mon cabinet, j'entends une toux de compression typique et on me dit qu'elle tousse toujours de cette même façon, chaque fois qu'elle est enrhumée et depuis sa première enfance (coqueluche prolongée ?). Actuellement, elle est enrhumée depuis trois semaines. Surdité à droite. A déjà été opérée pour des adénoïdes. Perméabilité des fosses nasales. A l'auscultation, retentissement strident de la toux entre l'omoplate et la colonne à droite ; à ce niveau, zone de submatité. Rien au sommet.

Examen radioscopique : chaîne ganglionnaire à droite, perdue dans une ombre plus claire, mais nette. Ombres à gauche. Sommets clairs (Destot).

Observation XXVIII (Inédite, résumée).

Syphilis extragénitale. — Adénopathies médiastinales et externes. — Toux de compression.

P..., femme, cinquante-sept ans, nous a écrit elle-même son histoire. Chancre du doigt en 1871, en soignant des blessés ; adénopathie axillaire volumineuse. Accidents secondaires. — 1873. Ablation des ganglions de l'aisselle, volumineux et gênants. — 1874. Anémie ; céphalie fréquente, inaptitude intellectuelle, petite paralysie des paupières. — 1875. Kératite pustuleuse ; diminution de la vue. Toux quinteuse ; dyspnée la nuit. Ulcérations de la gorge ; éruption sur le corps ; plaie au front ; chute des cheveux. — 1876-77-78. Saisons à la Bourboule, pour adénites étendues à l'aisselle, aux deux creux sus claviculaires. — 1879-1880-81. Saison à Uriage ; chaque fois, poussée eczémateuse. — 1883. Rétrécissement du rectum opéré (Poncet, Cordier). — 1884. Angines fréquentes, cautérisation (Garel). — 1893. Iritis (piqûre de biodure de Hg). Toux rauque. — 1899. Trois phlébites. Congestion pulmonaire ; toux s'accentue, avec oppression. — 1900. Adénites cervicales volumineuses (saison à Gien). — 1901. Troubles de la respiration. Dyspnée la nuit ; toux très rauque ; impossibilité de se coucher dans un lit. Traitement ioduré intensif (M. Rollet). Amélioration. Grippe qui exagère la toux et oppression. — 1901. Accès de dyspnée fréquents, avec toux, semblable à l'actuelle. Traitement ioduré.

Examen. — Adénites cervicales, sus claviculaires, axillaires. Thorax emphysémateux. Expiration prolongée aux deux sommets. Respiration bronchique dans la région paravertébrale droite, au niveau de l'omoplate. Légère arythmie cardiaque. Larynx sain. Toux quinteuse, avec secousses bruyantes, à retentissement creux et métallique. (Toux de compression). Expectoration spumeuse. Examen radioscopique (Destot). Volumineux ganglions médiastinaux des deux côtés.

OBSERVATION XXIX (Inédite, résumée).
Recueillie par M. MAYET, service du professeur BOUDET.

T..., soixante et onze ans, femme. Stérilité ; artério-sclérose ; syphilis ancienne, quasi certaine. Maladie de Hogdson (double souffle, pouls de Corrigan, double souffle de Durosiez). Toux de compression. Compression du récurrent. Paralysie de la corde vocale gauche. Rhumatisme chronique.

OBSERVATION XXX (Inédite résumée).
Recueillie par M. MAYET, service du professeur BOUDET.

F..., soixante-quatre ans, femme. Artério-sclérose. Sclérose cardiaque. Souffle systolique inconstant de la pointe. Foie gros et douloureux. Pas d'albuminurie. Goitre. Toux de compression. Examen laryngoscopique de M. Garel : trachée rétrécie, elliptique, déviée à gauche (méthode de Killiar).

OBSERVATION XXXI (Inédite).
Recueillie par M. AGNIEL, service du professeur WEILL.

L... Jeanne, onze ans, entrée salle Saint-Ferdinand, le 6 juin 1902. Père mort à trente-cinq ans, éthylique. Mère bien portante ; quatre enfants morts : deux mort-nés, un autre à quinze mois à la suite d'une éruption, un autre à l'âge de deux ans et demi, de bronchopneumonie post rubéolique. Une fille âgée de dix-sept ans, bien portante ; pas de fausses-couches. L'enfant est née à terme ; nourrie au sein et au biberon. Pas de convulsions, mais tempérament nerveux. Bronchite à quinze mois. Rougeole à trois ans. Coqueluche, six mois après la rougeole, ayant duré dix-huit mois. Pleurésie gauche, quinze mois après la coqueluche. Adénopathie trachéo-bronchique consécutive (diagnostic du médecin traitant) ; la malade a toussé beaucoup par quintes, pendant trois mois.

En mars 1902, l'enfant a repris sa toux quinteuse, qu'elle présente aujourd'hui. Pas d'expectoration ni de vomissements. A l'entrée, enfant petite, chétive pour son âge. Voûte palatine fortement ogivale ; dentition bonne. Toux fréquente, quinteuse, sans reprises, ayant bien les caractères de la toux de compression, c'est-à-dire profonde et aboyante. Dyspnée à l'occasion de la marche. Cornage.

Poumons. — Matité en avant au niveau du marubrium, empiétant largement sur la région sous-claviculaire droite. Respiration fortement soufflante au niveau du sternum. En arrière, pas de matité. Respiration seulement soufflante au niveau du hile pulmonaire, surtout à droite, sans diminution du murmure vésiculaire aux bases. Un peu d'aplatissement thoracique à gauche, avec ampliation moindre, représentant les vestiges de l'ancienne pleurésie.

Cœur. — Pointe dans le cinquième espace, sur la ligne mamelonnaire. L'auscultation ne révèle aucun bruit pathologique ou anormal. Pas d'inégalité des pouls. Tube digestif normal. On ne sent ni le foie, ni la rate. Réflexes rotuliens plutôt diminués. Pas d'inégalité pupillaire.

Ganglion sous-auriculaire droit, gros comme une noisette.

Dans les aisselles et dans les aines, ganglions gros comme des pois ou des grains de plomb.

Pas d'albumine dans les urines. Température normale.

12 juin. — Accès de toux quinteuse, très violents. Accès de suffocation avec sueurs et vomissements alimentaires (deux heures après le repas).

Le sérodiagnostic tuberculeux a été pratiqué par M. Descos : Positif à 1/10, avec agglutination incomplète à 1/15.

SÉRIE C

Observations incomplètes.

Nous avons réuni dans ce groupe les observations, où la pénurie des renseignements, l'insuffisance de l'interrogatoire, le manque de contrôle radioscopique ne nous ont permis qu'une hypothèse sur la cause de la compression bronchique.

Chez tous ces malades cependant la toux de compression a été notée très nettement par M. Garel, et si nous tenons à rapporter pareilles histoires incomplètes, c'est surtout pour montrer que la toux que nous décrivons a suffi souvent pour orienter l'étude et le traitement de tels malades et pour donner une idée de la fréquence avec laquelle s'entend la toux de compression. C'est là toute la prétention de l'énumération, plutôt que de l'étude, des documents qui suivent.

Obs. XXXII. — C..., quinze ans, vient consulter en octobre 1892. Lymphatisme; conjonctivites dans l'enfance; ganglion sur la membrane crico-thyroïdienne à droite du larynx; ganglions cervicaux. Matité au sommet gauche avec respiration soufflante. Toux de chien depuis deux ans.

Obs. XXXIII. — B..., sept ans, vient consulter en septembre 1893. Laryngite de l'enfance, adénopathie trachéo-bronchique. Ronfle la nuit; voix souvent voilée. Toux coqueluchiale avec secousses de toux de chien.

Ganglions cervicaux. 1895, amélioration par saison de Challes. 1896, coqueluche (?), saison à la Bourboule; augmentation de l'adénopathie cervicale.

OBS. XXXIV. — T..., quatorze ans, fille, vient consulter en mars 1895. Coryza hypertrophique postérieur. Tousse depuis janvier 1895 : toux de chien. Matité sous la clavicule gauche; retentissement éclatant, strident, de la toux à ce niveau.

OBS. XXXV. — T...., garçon, treize ans, mars 1895. Adénopathie trachéo-bronchique; ganglions cervicaux et sus-claviculaires. Toux de chien.

OBS. XXXVI. — Q..., fille, quatorze ans. Adénopathie trachéo-bronchique; ganglions cervicaux et sus-claviculaires; ganglion sur le côté droit du corps thyroïde. Toux de chien qui persiste malgré saison à Salins (1895), Brides (1896), Cannes (1897).

OBS. XXXVII. — R..., trente-cinq ans. Syphilis en 1888. Tousse depuis 1894. Toux de compression. Voix enrouée; bandes ventriculaires tuméfiées, cordes irrégulières. Ganglions sus-claviculaires. État général bon, sans amaigrissement. Aux poumons, matité sous-épineuse, près de la colonne, sans râles avec éclat de la toux à ce niveau, à droite.

OBS. XXXVIII. — L...., cinquante-cinq ans, femme. Catarrhe pulmonaire. Tousse en aboyant depuis l'âge de quinze ans. S'enrhume facilement et chaque fois tousse en aboyant.

OBS. XXXIX. — T...., garçon, neuf ans. Syphilis héréditaire. Adénopathie trachéo-bronchique et superficielle. Toux de chien typique, très forte.

Obs. XL. — B..., docteur, prend la coqueluche de ses enfants. Vient montrer sa gorge à cause du timbre particulier de sa toux laryngée. Toux aboyante (probablement ganglions médiastinaux engorgés).

Obs. XLI. — J..., fille, dix-sept ans. Envoyée par un medecin des hôpitaux pour examen laryngoscopique. Toux de chien. Adénopathie trachéo-bronchique probable.

Obs. XLII. — D..., garçon, huit ans. Hypertrophie amygdalienne ; amygdalites fréquentes. Végétations adénoïdes opérées. Adénopathie trachéo-bronchique. Toux de chien. Aux poumons, en arrière, à droite, près de la colonne, respiration soufflante, à timbre rude. Nombreux ganglions sus-claviculaires, de petit volume, des deux côtés. Bon état général.

Obs. XLIII. — D..., soigné par de nombreux praticiens pour sa toux « bizarre ». Toux de compression, très aboyante. Rien dans la trachée visible jusqu'à la bifurcation. Respiration tubo-creuse à la partie moyenne du poumon droit. Rétrécissement éclatant de la toux à ce niveau.

Obs, XLIV. — M..., femme, vingt-huit ans. Adénites bacillaires. Toux de chien. Adénopathie trachéo-bronchique. Bronchite ultérieure (?).

Obs. XLV. — C..., treize ans, garçon. Adénopathie trachéo-bronchique. Toux de chien.

Obs. XLVI. — F..., adénopathie trachéo-bronchique. Toux de chien et coquelucholde. Ganglions dans la région sus-claviculaire droite.

Obs. XLVII. — C..., homme cinquante-deux ans. Emphysème et catarrhe pulmonaires. Ganglions bronchiques. Toux de chien. Poumons : respiration prolongée. Ronchus et sibilances. Sous la clavicule gauche, respiration soufflante, à timbre rude. Retentissement de la toux (timbre très aigre).

Obs. XLVIII. — B..., fillette de quatre ans. Mère bacillaire. Toux de chien et coquelucholde depuis six mois. Submatité au niveau de l'épine de l'omoplate à droite, près de la colonne vertébrale.

Obs. XLIX. — R..., homme, trente-sept ans. Emphysème pulmonaire. Toux de compression. Refuse la radiographie.

Obs. L. — F..., garçon, sept ans. Adénopathie trachéo-bronchique. Ganglions cervicaux. « On dirait qu'il aboie », dit la mère, quand il tousse, depuis sept mois.

Obs. LI. — V..., quatorze ans, garçon. Adénopathie trachéo-bronchique. Toux de chien, depuis deux mois. Cette toux apparaît avec ce même caractère, chaque fois qu'il s'enrhume, depuis une scarlatine survenue à huit ans. Ganglions cervicaux.

Obs. LII. — P..., dix-neuf ans, fille. Adénopathie trachéo-bronchique, toux de chien. A toussé dès son enfance, avec ce même timbre « effrayant ».

Obs. LIII. — M.... garçon, huit ans. Rougeole avec bronchite intense. Depuis toux coqueluchiale et aboyante.

Obs. LIV. —G..., garçon, sept ans. Hémophilie. Adénoïdes avec poussées aigues. Adénites cervicales chroniques. Adénopathie médiastinale. Toux de chien.

Obs. LV. — H..., garçon, cinq ans. Adénopathie trachéo-bronchique. Toux coqueluchiale avec secousses aboyantes. Ganglions cervicaux.

Obs. LVI. — B..., fille, huit ans. Affection aiguë à cinq ans, avec faux croup. Depuis toux aboyante. Adénopathie (?).

Obs. LVII. — Toux de compression. Adénopathie externe et médiastinale.

Obs. LVIII. — B..,.. homme. Catarrhe pulmonaire : signes d'emphysème et de bronchite chronique à l'auscultation. Toux aboyante.

Obs. LIX. — A......, garçon, treize ans. Rougeole, adénopathie trachéo-bronchique. Toux de compression.

Obs. LX. — M..... tousse depuis un an : toux coqueluchiale avec timbre aboyant. Retentissement de la toux et de la voix à gauche, vers l'omoplate. Souffle tubo-creux.

Obs. LXI. — B....., fille, dix-huit ans. Adénopathie trachéo-bronchique. Toux de chien; ganglions cervicaux.

Obs. LXII. — N....., femme. vingt-huit ans, tousse depuis deux mois, à la suite de la grippe. Toux aboyante. La malade, quand on lui fait remarquer le timbre particulier de sa toux, affirme qu'il a toujours existé depuis son enfance, et revient avec chaque rhume.

Obs. LXIII. — E..., fille, dix-huit ans. Antécédents nerveux et bacillaires. Arthrite du genou à dix ans,

réchauffée à treize. Coqueluche(?) à six ans. Adénopathies cervicales, adénopathies médiastinales probables.
Toux aboyante depuis deux ans.

Obs. LXIV. — C..., toux de compression depuis l'âge
de huit ans; adénopathies cervicales et sus-claviculaires.

Obs. LXV. — P..., fille, quinze ans. Toux aboyante
depuis son enfance.

Obs. LXVI. — L..., fille, seize ans. Toux coqueluchiale,
aboyante.

Obs. LXVII. — R..., garçon, dix-huit ans. Rhinite
atrophique. Toux de chien. Adénopathie trachéo-bronchique probable.

Obs. LXVIII. — R..., fille, cinq ans. Amygdalites
fréquentes. Adénoïdes. Ganglions cervicaux. Adénopathie trachéo-bronchique. Toux de compression.

Obs. LXIX. — E... fille, dix-huit ans. Voix enrouée
depuis sa fièvre thyphoïde à huit ans; s'enrhume
facilement. Toux aboyante.

Obs. LXX. — B... garçon, dix-sept ans. Toux de
chien, examen du thorax négatif.

Obs. LXXI. — B... femme, quarante-cinq ans. Goitre
plongeant: paralysie de corde vocale droite complète;
compression probable de la trachée, impossible à vérifier
au laryngoscope à cause de la corde immobile. Toux de
compression, dont le retentissement est comme voilé.

Obs. LXXII. — L... fille, vingt ans. Nevropathie.
Bronchite il y a deux ans, hypertrophie amygdalienne.

Toux aboyante : adénopathie trachéo-bronchique. Aux poumons à droite en arrière, submatité scapulaire. Sonorité du sommet mais diminution du murmure vésiculaire. Souffle. Retentissement à timbre grinçant de la toux et de la voix.

Obs. LXXIII. — G... fille, dix-sept ans. Névropathie. Adénopathie médiastinale. Toux de compression, très retentissante, fréquente. Granulations pharyngées.

Obs. LXXIV. — F..., garçon, treize ans, coryza hypertrophique, obstruction nasale. Adénopathie trachéo-bronchique. Toux de chien.

Obs. LXXV. — M..., femme. Tousse en aboyant depuis huit à dix ans, chaque fois qu'elle s'enrhume. Rien au larynx; goitre qui comprime sa trachée.

Obs. LXXVI. — H..., fille, seize ans. Toux aboyante, sous forme de quintes fréquentes, pénibles, sans reprise ni vomissement.

Obs. LXXVII. — La toux a été inscrite au phonographe.

F..., cinquante-deux ans, femme. Névropathie : toux aboyante depuis un an, qui augmente de fréquence quand la malade s'enrhume. Soignée pour une toux nerveuse par un médecin des hôpitaux, par des antispasmodiques, qui calment la douleur, diminuent la fréquence, mais ne modifient pas le timbre. Pas de signe d'anévrysme; paquet ganglionnaire derrière le sterno-mastoïdien, stationnaire, non douloureux. Rien dans la trachée. Son médecin à un examen ultérieur a trouvé une zone submate avec obscurité respiratoire, sans souffle, en arrière à droite.

Refuse par crainte un examen radiographique.

Obs. LXXVIII. — M..., femme, quarante-quatre ans. Bronchite chronique. Toux de compression, qui existe depuis quatre ans. En arrière, à gauche, respiration bronchique, avec éclat métallique de la toux, sans râle. Assez bon état général.

Obs. LXXIX. — P..., garçon, treize ans. Adénopathie cervicale ; médiastinale probable. Toux de chien.

Obs. LXXX. — L..., femme, quarante-quatre ans. Catarrhe pulmonaire de vieille date (saisons au Mont-Dore). Tousse en aboyant depuis deux ans.

CHAPITRE IV

Considérations étiologiques et pathogéniques

Si nous comparons entre elles les observations que
nous avons accumulées, nous ne pouvons leur trouver
qu'un point commun ; elles expriment une maladie
qui a retenti sur l'arbre aérien, en entraînant de
façons diverses (lésion pariétale ou compression) sa
sténose. Ainsi s'établit l'étiologie directe de la toux
de compression ; mais toute sténose ne s'extériorise
pas par une toux de compression. Quelle sténose est
alors nécessaire ? Nous pouvons réduire cette étiologie, en quelque sorte indirecte, à ces deux propo-
sitions que nous aurons en vue au cours de ce
chapitre.

1° Avec quelle fréquence, chez quel malade, dans
quelle affection existe-t-il une sténose trachéo-bronchique ?

2° Dans quelles conditions celle-ci se traduit-elle
par une toux de compression ?

Les considérations générales ne nous arrêteront
peu, car rien n'est plus variable que les résultats que
nous donnent nos observations.

Fréquence. — Il nous est difficile d'établir en effet la fréquence de la toux de compression. Nous la croyons de rencontre courante. Nous en avons réuni 80 observations cueillies, il est vrai, au milieu de plusieurs milliers (10.000 environ de la collection particulière de M. Garel, des numéros 26000 à 36000, 4000 environ de la collection hospitalière). Mais combien dans ce total ont pu passer inaperçues, les premiers temps surtout, où notre maître ne notait que les principales, les plus typiques. Combien de malades faut-il défalquer de ce nombre grossier, pour pouvoir comparer la clientèle privée et la clientèle hospitalière ? Autant de points, et bien d'autres, qui nous empêchent de fixer à la toux de compression une fréquence même relative. C'est dans chaque maladie que nous pourrons essayer, plus loin, quelques pourcentages plus précis.

Age. — D'après nos observations, la toux de compression se rencontre ou dans l'enfance, ou à la fin de l'âge mûr (chose bien naturelle), car l'adéno-pathie trachéo-bronchique ou les tumeurs du mé-diastin qui la provoquent sont le privilège de ces deux époques de la vie. Nous l'avons notée :

```
 1 fois de  0 à  5 ans (à l'âge de 4 ans).
 8  —   —   5 à 10  —
10  —   —  10 à 15  —
18  —   —  15 à 20  —
 4  —   —  20 à 30  —
 6  —   —  30 à 40  —
```

11 — — 40 à 50 ans.
7 — — 50 à 60 —
1 — — 60 à 70 —
0 — — 70 à 80 —

Cette énumération montre deux maximas, l'un entre vingt et trente ans, l'autre entre quarante et cinquante ans (précisément l'âge de la vraie adénopathie bacillaire ou de la tumeur du médiastin : néoplasme ou anévrysme).

Nous ne l'avons jamais rencontrée avant l'âge de quatre ans et nous reviendrons plus loin sur cette constatation.

Sexe. — Le sexe n'a, croyons-nous, aucune importance; peut être y a-t-il une proportion un peu plus grande d'hommes, en raison de la fréquence plus grande des maladies médiastinales de l'âge adulte dans le sexe masculin.

Maladies causales. — Ce sont toutes celles qui peuvent donner naissance à une sténose de l'arbre aérien. Nous avons pu dresser le tableau suivant, en ne comprenant que les cas où la nature de la cause semblait nette ou au moins cliniquement probable :

Adénopathies bacillaires	. . . .	34
— syphilitiques	. . .	4
— cancéreuses	. . . .	4
— banales	. . . . . .	8
Anévrysmes de l'aorte	. . . . . .	5

Goitres 6

Rétrécissement de la trachée (spécifique) 1

Rétrécissement de la trachée (opé-
ratoire) 1

En prenant des entités nosologiques, nous arri-
vons au tableau ci-après :

Tuberculose. 34

Syphilis. . . . .

    Adénopathies 4
    Rétrécissement. . . . . . . 1 } 8
    Anévrysmes 3

Néoplasme œsophage 4

Goitres 6

Si nous comparons le nombre de cas, où nous
avons eu de la sténose trachéo-bronchique traduite
par de la toux de compression, avec la fréquence
absolue des maladies qui peuvent la provoquer,
nous sommes obligé de renverser les termes ;
autrement dit, l'adénopathie trachéo-bronchique
bacillaire est si fréquente, qu'elle produit *relativement peu* de sténoses, peu de toux de compression.
Et s'il fallait dresser une échelle de fréquence de
notre toux dans les diverses maladies, nous arrê-
terions-nous plutôt à ce classement.

Anévrysme de aorte. . ⎫
Cancer de œsophage . ⎬ chez l'adulte.
Goitre . . . . ⎪
Syphilis. . . . . . . ⎭

Adénopathies trachéo-bronchiques chez l'enfant.

C'est là précisément l'ordre de fréquence de la compression trachéale ou bronchique au cours des diverses affections.

Conditions nécessaires. — Toute sténose donne-t-elle inévitablement de la toux de compression? Évidemment non, et plusieurs des constatations que nous avons pu faire, au cours de nos observations nous ont fourni à ce sujet d'utiles renseignements.

1° Nous n'avons jamais constaté de toux de compression chez les enfants âgés de moins de quatre ans. Cependant nous avons, nous-même ou nos collègues, pratiqué de nombreuses autopsies d'enfants, atteints de toux coqueluchoïde, morts de méningite ou d'entérite, qui présentaient de nombreux ganglions trachéo-bronchiques. Il y a à ce fait deux raisons concernant le thorax du malade, la nature et le degré de la lésion. Il faut, comme nous le verrons plus bas, un fort courant d'air pour produire la toux de compression; une inspiration abondante, et une expiration puissante, non plus seulement passive, mais active, et de toute la force des muscles expirateurs; ceci manque chez les enfants du premier âge, chez qui la respiration est surtout diaphragmatique. De plus, à cet âge, le ganglion s'engorge, puis devient assez rapidement caséeux; comme il est, à cette époque de la vie, encore neuf, ni anthracosique, ni fibreux, il est mal fait pour exercer une compression intense. Le thorax, lui-même encore souple, supporte bien, ainsi que son contenu, ce léger surcroît de

volume. Les bronches elles-mêmes ne sont pas résis-
tantes ; elles s'adaptent à cette nécessité nouvelle et
leur élasticité permet d'éviter l'éperon dur, cartila-
gineux qui se forme chez l'adulte. Ainsi, insuffisance
du courant d'air, insuffisance de l'obstacle expli-
quent cette absence de la toux chez les enfants du
premier âge.

2° La toux de compression disparaît chez les débi-
lités ou les cachectiques, Nous avons noté ce fait
dans les observations II, III et IV. La toux très nette
à un moment donné, perdait peu à peu ses caractères de tonalité bruyante et profonde ; le retentissement persiste le dernier, mais se.. timbre creux
s'atténue ; peu à peu la toux devient simplement
rauque, pour n'être plus enfin qu'une secousse
avortée, une sorte de râle bruyant et intermittent.
A la période ultime chez les malades, cachectiques
surtout, qui finissent de mourir, l'inspiration n'est
plus assez profonde, l'expiration plus assez forte
pour donner une secousse de toux de compression,
celle-ci disparaît, comme s'éteint la toux, chez tout
tousseur, les derniers jours de sa vie

3° La toux de compression persiste chez les
malades atteints de lésions paralytiques du larynx ;
dans ces cas, évidemment, elle n'est pas complète.
Il manque une des choses essentielles, le caractère
explosif, commun à toute secousse de toux ; mais le
timbre particulier est conservé ; et avec l'idée
actuelle du rôle des cordes et de la glotte entière
dans la production de la toux, il serait difficile

d'admettre que le phénomène se passât au niveau du larynx ;

4° La toux de compression n'est pas constante et durable chez un même malade. Il semblerait qu'une sténose, une fois établie, demeure fixe et doive toujours se traduire par une toux de compression. En réalité, le fait est vrai : 1° si le malade tousse ; 2° s'il tousse assez fort.

Mais nous faisons une différence entre sténose et rétrécissement, ce qui nous a permis de poser cette équation : toux de compression = rétrécissement de l'arbre trachéo-bronchique. La sténose est le rétrécissement acquis, définitif ; le rétrécissement est la diminution de calibre qui peut être passagère et intermittente ; c'est le résultat assez fréquent de la compression et une fois de plus se trouve justifié le titre de ce travail.

La compression bronchique n'est pas toujours durable ; elle peut être minime ou exagérée et c'est surtout l'adénopathie qui produit ce mécanisme. Témoins ces malades qui, à l'état ordinaire « tousaillent » et font entendre un superbe retentissement dès qu'on leur demande une secousse de toux volontaire, forte. L'effort d'expiration nécessaire exagère la compression.

Témoins encore ces enfants qui, leur adénopathie bacillaire faite, prennent de la toux de compression chaque fois qu'ils s'enrhument. Il est probable que leurs ganglions, enflammés, s'hypertrophient davantage et appuient plus sur les bronches.

C'est le mécanisme qu'a bien résumé Springer, (*Traité de thérapeutique appliquée*) en insistant sur la disproportion qui existe les premières années de la vie entre les ganglions thoraciques et la cage thoracique, disproportion qui explique la fréquence et l'importance de la compression, en même temps que l'amélioration des symptômes de compression et même leur guérison.

5° De même pour les catarrheux, de même pour les spécifiques, dont on connaît les oscillations des engorgements adénopathiques éloignés.

La toux de compression s'associe à d'autres toux, surtout à la toux coqueluchoïde. C'est la même cause qui agit de deux façons diverses : compression mécanique, compression nerveuse.

Dans la quinte de toux coqueluchoïde, il n'y aura qu'une secousse de compression, parce qu'il n'y a eu qu'une inspiration profonde et qu'une expiration vraiment forte et brusque, se terminant, non par une seule explosion, mais par une série, ce qui fait de la toux coqueluchoïde une sorte de tic convulsif expiratoire.

Si nous rappelons la facilité de produire artificiellement une toux de compression en appuyant sur la trachée d'une personne saine, nous pourrons, avec les considérations précédentes, facilement en comprendre le mécanisme. La toux de compression est une toux ordinaire à travers un conduit rétréci : sans vouloir entrer dans l'étude pathogénique de la toux, nous rappellerons qu'on considère la toux, actuellement, comme un effort d'expiration convulsif et

brusque, à travers la glotte plus ou moins contracturée : le point de départ est un réflexe dont le siège
peut être excessivement variable (toux pleurale, toux
hépatique, toux utérine, etc.). A cette toux simple se
surajoutent des vibrations, nées au niveau du point
rétréci, sous l'influence du courant d'air expiratoire
puissant et brusque.

Ainsi croyons-nous pouvoir expliquer notre défi-
nition : la toux de compression est une toux forte,
profonde, à timbre caverneux et retentissant, et
affirmer son mécanisme pathogénique.

CHAPITRE V

Valeur séméiologique.

———

Avec des caractères si tranchés et une signification si précise, la valeur séméiologique de la toux de
compression est réelle. Notre maître, M. Garel, la
met constamment à contribution pour l'examen des
fonctions thoraciques de ses malades. Nous nous
rappelons nous-même quelle part d'utilité elle nous
a fourni durant notre semestre d'internat à la clinique
laryngologique. Cette valeur a pour se justifier de
gros arguments :

La toux de compression est un signe facile.

La toux de compression est un signe pathognomonique.

Nous n'aurons besoin pour justifier ce premier
point que de résumer ce que nous avons exposé dans
l'étude clinique :

1° La toux de compression s'entend plus qu'elle
ne s'ausculte, C'est un signe fonctionnel ;

2° Elle se retient ;

3° Elle peut être différenciée par une oreille inexpérimentée ;

4° Elle a des caractères nets et tranchés ;

5° Elle exprime ce que laissent dans l'ombre les signes physiques des adénopathies médiastines (souffle, matité, signes d'auscultation de la compression bronchique, etc.), signes qui nécessitent d'une part une grosse adénopathie, d'autre part une pratique très expérimentée et un examen très complet.

Toutes ces conditions permettent de faire de la toux de compression un diagnostic rapide et simple.

Le diagnostic positif repose sur les caractères mêmes de la toux et il nous suffira de rappeler ici l'intensité, la gravité, la tonalité bruyante et profonde, le timbre retentissant.

Le diagnostic différentiel est très aisé en pratique ; il est beaucoup plus difficile à exprimer dans une description.

La cause en est dans la confusion des types divers de toux. A ouvrir un traité de séméiologie ou un dictionnaire, à l'article *Toux*, on s'aperçoit que la classification est absente ou plus que rudimentaire. Si la physiologie en est longue (elle semble cependant depuis longtemps héréditaire) la clinique en est sommaire et l'on arrive vite à une énumération nosologique, où dans chaque maladie la toux est signalée avec son évolution spéciale. Il y a là, certes, une impossibilité, explicable en partie, puisqu'il n'existe pas des types de toux vraiment définis et invariables.

correspondant à des états somatiques précis ; mais il y a aussi une faute en quelque sorte volontaire. L'auscultation de la toux est de notion courante, mais l'audition est plus souvent oubliée. Si quelque oreille attentive a été saisie, la remarque ne s'écrit que par un adjectif approximatif, quand ce n'est pas dans une pile de qualificatifs plus ou moins vagues, comme si un peintre, en mal de talent, parfaisait un tableau en y surajoutant les coups de pinceaux. Et de la sorte l'on ne sait plus aujourd'hui à quels types correspondent ces épithètes de signification si variable avec les auteurs. On adopte ainsi une classification qui veut être étiologique, ou mieux encore pathogénique (toux laryngée, pulmonaire, pleurale, gastrique, etc.) qui ne traduit en réalité qu'une impuissance à mieux faire. On pourrait cependant arriver à des types plus précis ; non pas, qu'il soit possible d'arriver à tout faire entrer dans un cadre limité et ordonné ; mais on peut dégager des points de repères, qui servent à une reconnaissance générale, en s'appuyant à la fois sur l'allure et le timbre de la toux. Nous avons suivi cette idée, dans le tableau suivant, pour arriver à différencier la toux de compression.

TOUX SIMPLES

SUPERFICIELLE ET BRÈVE
- Toux de laryngite aiguë.
- Toux de bronchite aiguë.
- Toux pleurale.
- Toux de la pharyngite.
- Toux monotone des hystériques.
- Toux sympathiques.
- Toux de première période de la bacillose, etc.

PROFONDE ET FORTE	Explosives	Toux striduleuse. Toux férine. Toux rauque. Toux croupale.
	Toux retentissantes	Toux aboyante. (Toux de compression)
	Toux éteintes	Toux de laryngite œdémateuse. Toux de phtisie laryngée. Toux de cancer du larynx. Toux du vrai croup.

TOUX QUINTEUSES

SANS REPRISES — Toux coqueluchiale (adénopathie trachéo-bronchique).

AVEC REPRISES. — Toux coquelucheuse (coqueluche).

La toux de compression ne pourra être confondue qu'avec les toux profondes et fortes, surtout avec la toux rauque et la toux striduleuse.

Mais la *toux striduleuse* est très fréquente, elle ne retentit pas, n'est pas aussi grave ; elle a un caractère déchirant ; sa tonalité surtout est élevée ; l'inspiration qui la précède n'est pas profonde, la secousse en est brusque, ni attendue, ni préméditée ; cette secousse n'ébranle pas, elle ne vient pas de loin ; elle a, suivant l'expression du professeur Mayet pour les toux sèches: « un timbre aigu, spécial, de bois qu'on brise ».

Les *toux rauques* pourraient être confondues facilement avec la toux de compression ; et c'est habituellement cet adjectif qu'on rencontre dans les observations de compression bronchique. La toux rauque est en effet sonore et bruyante ; ce qui la distingue surtout des autres toux, c'est son caractère d'explosion brusque et sonore ; elle est surtout due au passage forcé d'un fort courant expiratoire à travers la glotte presque fermée et contracturée, d'où cette sorte d'explosion, analogue au bruit d'une bouteille qu'on débouche. Ce caractère n'existe pas dans la toux de compression, mais par contre il est remplacé par un retentissement profond. Il y a des toux rauques très superficielles (comme certaines toux hystériques), mais il en existe aussi de plus profondes, dues à l'état des muqueuses sous-glottiques (toux rauques avec voix claire de Variot) ; mais encore celles-ci n'ont-elles pas le retentissement lointain et creux de la toux de compression. Elles ont ce quelque chose d'expulsé et non pas de poussé, qui est si net dans le type que nous décrivons.

La *toux coqueluchoïde*, quand elle est pure, cette toux quinteuse « dont la secousse expiratoire quoique précédée d'une seule inspiration forcée se décompose en une série de saccades convulsives, rapides, produisant chacune un son distinct », ne peut être confondue avec la toux de compression. Mais souvent, surtout chez les enfants, les deux types sont associés. On reconnaîtra cette association, en ce que la première secousse de la quinte est profonde et retentissante, les autres n'étant plus que faibles et convulsives. Une inspiration forte, une secousse brusque, profonde, retentissante et une série de secousses, petites, qui vont en s'éteignant, telle est la quinte de l'enfant qui présente à la fois de la toux coqueluchoïde et de la toux de compression.

Les autres toux ne sont pas à différencier; les types (toux brève, superficielle, éteinte.... etc.) en sont assez différents pour que nous n'ayons besoin d'insister. Nous ne faisons que mentionner le cornage, phénomène purement inspiratoire de même ordre et de même cause que notre toux, mais d'acte physiologique tout différent. De même l'inspiration rauque des enfants.

D'un diagnostic aisé, la toux de compression a une signification précise. Elle indique un *rétrécissement bronchique* (surtout par compression). Nous ne voulons point dire que toute sténose bronchique donnera forcément de la toux de compression. Nous croyons qu'il faut pour la produire que des parties dures cartilagineuses soient comprises dans le point rétréci, que les sténoses molles (qu'on nous pardonne cette abréviation) sont peu favorables pour donner la toux spéciale. Mais la pénurie des cas de sténoses pareilles et de vérifications ne nous permet pas d'affirmer cette hypothèse. Ce sont surtout les compressions bronchiques qui donneront la toux à retentissement, et c'est là toute la valeur du signe que nous décrivons. Il ne fait pas à lui seul un diagnostic ; mais, comme le dit notre maître Garel, il oriente un examen. Dans le fouillis pénible et déroutant des manifestations des tumeurs du médiastin.

la toux de compression met sur la voie. De même que la toux coqueluchoïde fait songer à la compression du récurrent par un ganglion médiastinal, de même la toux de compression fait songer à la compression mécanique de l'arbre aérien, à l'adénopathie ou à la tumeur possible. A plus forte raison, si les deux sont réunies, doit-on songer à une cause, agissant indirectement par voie nerveuse pour produire la toux coqueluchoïde, mécaniquement pour donner la toux de compression. Chez un adulte, dont la toux revêt pareil timbre, songez à l'anévrysme possible, comme on y songe quand on trouve une voie bitonale et la paralysie d'une corde, quand on constate une inégalité des deux pouls. Si l'aorte est muette, songez à l'œsophage, songez aux adénopathies secondaires, au goitre plongeant ; et dans l'examen ainsi dirigé, un signe, puis un autre, puis un ensemble de manifestations éclaircira la question posée.

En un mot: toux de compression, = rétrécissement trachéal, bronchique, le plus souvent par compression, telle est l'équation dans toute sa rigueur et sa simplicité. C'est une première étape dans la méthode clinique : substituer la lésion au symptôme, la cause à son effet. C'est ainsi que la toux de compression est moins un élément de diagnostic qu'un point d'orientation clinique.

Il est possible d'aller plus avant; car, étant donné une toux de compression, on peut affirmer que la compression siège sur la trachée ou sur une des grosses divisions bronchiques (la compression d'une bronche de second ordre n'étant pas suffisante à modifier le timbre de la toux). L'auscultation de la toux, de la voix, de la respiration peut indiquer le siège de la compression (trachée, bronche droite ou gauche), en utilisant les données cliniques, qui sont classiques.

Dans cet enchaînement logique, la toux de compression n'a servi que de point de départ et c'est là toute son originalité.

CONCLUSIONS

I. — Il existe une toux forte, profonde, à tonalité grave, à timbre caverneux et retentissant, dont les caractères sont pathognomoniques.

II. — Nous la désignons sous le nom de *Toux de compression* pour la séparer définitivement des autres types de toux et spécifier en même temps sa nature et sa cause.

III. — Cette toux a été entendue, non étudiée, par les auteurs, sous les noms de toux rauque, férine, aboyante, etc., et rapportée à la compression nerveuse.

IV. — La toux de compression est l'indice d'un rétrécissement de l'arbre bronchique (compression). elle est due aux vibrations surajoutées qui se produisent au niveau du point rutréci.

V. — Elle se rencontre fréquemment chez les enfants atteints d'adénopathie trachéo-bronchique et chez les adultes atteints de tumeur du médiastin (anévrysmes, adénopathies cancéreuses, syphilitiques, banales) ou de tumeurs du cou (goitres plongeants).

VI. — Elle est un signe d'orientation clinique qui fait songer à la compression trachéo-bronchique même légère et conduit à l'examen clinique complet et radioscopique du médiastin et des organes thoraciques.

LYON

IMPRIMERIE A. STORCK ET Cⁱᵉ

Rue de la Méditerranée, 8